系统性红斑狼疮慢病管理手册

宋文亚　主编

科学技术文献出版社
SCIENTIFIC AND TECHNICAL DOCUMENTATION PRESS
·北京·

图书在版编目（CIP）数据

系统性红斑狼疮慢病管理手册 / 宋文亚主编. —北京：科学技术文献出版社，2019.9（2024.5 重印）

ISBN 978-7-5189-5843-6

Ⅰ.①系… Ⅱ.①宋… Ⅲ.①红斑狼疮—诊疗—手册 Ⅳ.① R593.24-62

中国版本图书馆 CIP 数据核字（2019）第 154077 号

系统性红斑狼疮慢病管理手册

策划编辑：周国臻　责任编辑：张永霞　责任校对：文　浩　责任出版：张志平

出　版　者	科学技术文献出版社
地　　　址	北京市复兴路15号　邮编　100038
编　务　部	（010）58882938，58882087（传真）
发　行　部	（010）58882868，58882870（传真）
邮　购　部	（010）58882873
官 方 网 址	www.stdp.com.cn
发　行　者	科学技术文献出版社发行　全国各地新华书店经销
印　刷　者	北京虎彩文化传播有限公司
版　　　次	2019 年 9 月第 1 版　2024 年 5 月第 7 次印刷
开　　　本	710×1000　1/16
字　　　数	181千
印　　　张	11.75
书　　　号	ISBN 978-7-5189-5843-6
定　　　价	48.00元

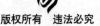

《系统性红斑狼疮慢病管理手册》
编辑委员会

主　编　宋文亚

副主编　王晓芬　袁风红　刘　婷

编　委　（按拼音顺序排列）

曹　燕　陈俊婷　董青苗　龚文英

陆　群　赵晓竹　周　晶　朱　樱

序

　　很高兴看到《系统性红斑狼疮慢病管理手册》即将出版发行。无锡市人民医院风湿免疫科是无锡市首家诊治风湿免疫病的专科，作为该科的科主任，知晓专病护理及慢病管理在患者风湿免疫病的愈合中起了重要的作用。风湿免疫护理团队在护士长宋文亚的带领下，在系统性红斑狼疮的健康教育及对症护理中不断探索，积累了丰富的实践经验，使众多饱受疾病折磨的患者受益。该书作者通过阅读大量资料，并联合相关学科的护理专家，历时两年多艰苦努力才完成该书的编写。

　　在高兴欣慰的同时，也非常愿意将该书推荐给临床医师、护士作为临床参考，该书也可以作为系统性红斑狼疮患者自我疾病管理的参考读物。

无锡市人民医院风湿免疫科 邹耀红
2019 年 9 月 5 日

前　言

　　系统性红斑狼疮是一种慢性系统性自身免疫性炎症疾病，多见于女性（90%），1828 年法国皮肤科医生贝特报道了第一例以皮肤受损为主的系统性红斑狼疮。世界各国医生经过近两个世纪的临床及实验室研究发现：系统性红斑狼疮为多因素疾病，与遗传、环境因素有关，免疫调节异常是其发病的主要机制，临床表现多样，患者异质性极大。临床上暂时没有一种病像系统性红斑狼疮那样全身所有系统、器官受累，也没有一种病如系统性红斑狼疮那样血清中出现那么多的自身抗体。虽然每年研究文章多达数万篇，但仍未找到确切的发病原因及根治方法，也就是说一旦患了系统性红斑狼疮，终身带病，需要长期观察、治疗与护理。

　　随着医务工作者的不断努力，系统性红斑狼疮的预后已显著改善，5 年存活率可达 90%，10 年存活率达到 85%，绝大多数的系统性红斑狼疮患者均是带病生存的状态，不少患者生存期超过 20 年，甚至 35 年以上，患者生存期已达到或接近社会人群预期寿命。鉴于我国的医疗卫生条件，系统性红斑狼疮患者在悠长的病程当中，医护的诊疗是一个方面，患者本身及家庭成员在疾病过程中的自我管理作用也相当重要。现代研究进展表明，良好的疾病管理胜于良药。最新的理念是，赋能于患者，提高患者的依从性，对疾病的治疗康复能起到事半功倍的作用，无锡市人民医院风湿免疫科对系统性红斑狼疮有几十年的临床诊疗、护理经验，结合大量国内外文献资料，将最新的风湿慢病管理理念贯穿其中，编写了这本《系统性红斑狼疮慢病管理手册》。有别于偏重学术的诊疗手册，本书重在对系统性红斑狼疮患者的照护，旨在引导患者正确对待系统性红斑狼疮，如何更好地带病生存，降低系统性红斑狼疮患者的死亡率，提高生活质量，乃至重建社会功能。本书能成为风湿免疫科护士的案头书，也是系统性红斑狼疮患者的生存宝典。

　　本书共 11 章，第一章是对系统性红斑狼疮的概述；第二至第三章阐述了系统性红斑狼疮的最新研究进展、实验室诊断及评估工具；第四至第五章重点讲述了系统性红斑狼疮的临床表现及护理、相关临床问题及护理，让护理人员更好地理解系统性红斑狼疮症状的多变性及复杂性，系统掌握专业知识，为其进行临床照护提供参考；第六至第十章为系统性红斑狼疮患者的用药知识、心理调适方法、妊娠、注射疫苗和中西医结合疗护策略；第十一章是一个特殊的章节，在慢病管理的趋势下，该章用通俗易懂的语言讲述了系统性红斑狼疮的重要知识点，鼓励系统性红斑狼疮患者掌握这些知识点开展疾病自我管理，包含系统性红斑狼疮知识点的健康教育及自我护理建议，患者可根据自身情况在医护人员指导下选择使用这些实用的建议，提升健康教育效果，提高生活质量，控制系统性红斑狼疮复发，提高生存率。

无锡市人民医院风湿免疫科

副主任护师　宋文亚

2018 年 11 月 28 日

目　录

概述

第一节　定义

红斑狼疮（lupus erythematosus，LE），简称狼疮。因 LE 患者的红斑像狼相互撕咬过的伤口而被命名为"lupus"；"erythematosus"则是形容其典型的鼻梁及两侧对称的红斑，状似蝴蝶。红斑狼疮一般分为 4 种类型：系统性红斑狼疮、盘状狼疮、药物性狼疮和新生儿狼疮。本书主要针对系统性红斑狼疮而述。

系统性红斑狼疮（SLE）是自身免疫介导，以免疫性炎症为突出表现的弥漫性结缔组织病，也是一种累及多系统、多器官并在血清中出现以抗核抗体为代表的多种自身抗体的自身免疫性疾病。SLE 临床表现以慢性过程、缓解与复发交替、多系统损害的炎症性疾病为特点，自然病程漫长，通常为终身性疾病，在病情的缓解期中，有时会有突发致命性病情复发。SLE 好发于生育年龄女性，女：男为（7～9）：1。西方 SLE 的患病率为（14.6～122）/10 万，我国的流行病学调查显示 SLE 的患病率为 70/10 万，妇女中则高达 113/10 万。以此推算，我国现有约 100 万名 SLE 患者。SLE 患者在风湿病中最复杂、最严重，预后最差。

近年来，因为诊疗水平的提高，加强了患者健康教育及对慢病管理的重视，SLE 的预后已显著提高。5 年存活率可达到 90% 以上，10 年存活率可达到 85%～95%，已有不少人生存期超过 20 年甚至 35 年。急性期患者的死亡原因主要是 SLE 的多脏器严重损害和感染，尤其见于狼疮性肾炎（LN）和神经精神性狼疮（NP-SLE）；而慢性肾功能不全和药物（尤其是长期使用大剂量激素）的副反应，包括冠状动脉粥样硬化性心脏病、感染等，则是 SLE 远期死亡的主要原因。

第二节　症状

SLE 早期表现可能仅仅是疲乏，但随着疾病发展，临床表现多样性，可引起皮肤、关节、浆膜、心脏、肾脏、神经系统、血液系统等多系统损害。每个患者的临床表现各不相同，个体的起病方式不一，器官受累的先后不一，异质性强。另外，实验室诊断与症状表现可不完全对等。SLE 常见的临床表现有疲乏、关节痛、发热（＞ 38℃）、皮疹、贫血、水肿、胸膜炎、面部红疹、光敏性、脱发、雷诺现象、癫痫、口腔或鼻黏膜溃疡等。

第三节　诊治

诊断 SLE 相当困难，部分 SLE 患者从首发症状到确诊有个逐步发展的漫长过程，或者因为临床表现各异和类似于感染发作的病程而易被误诊、漏诊。SLE 的规范治疗取决于一个明确诊断。诊断包括疾病史、体格检查和实验室指标，如疾病史中需要考虑患者有无日光暴露、使用某种药物、压力或病毒感染史等因素，为疾病诊断提供重要的诊断依据。

单一的实验室指标不能确诊 SLE，需综合考量各项实验室指标，包括全血细胞检查、血细胞沉降率（ESR）、脏器功能筛查评分值，自身抗体检查 [免疫荧光抗核抗体（IFANA）检查、抗双链 DNA 抗体、抗 Sm 抗体、抗核小体抗体和抗细胞膜 DNA（mDNA）抗体]；与抗磷脂抗体综合征有关的抗磷脂抗体 [包括抗心磷脂抗体、抗 β_2- 糖蛋白 I 抗体（β_2-GPI 抗体）和狼疮抗凝物]；与溶血有关的抗红细胞抗体；与血小板减少有关的抗血小板抗体等。

尽管 SLE 的治疗各不相同，治疗效果无法预测，但传统的规范化治疗方案包括生理休息、心理调适，避免日晒，抗炎抗免疫治疗，健康饮食和避免复发。另外，对女性患者来说，需要在病情控制的前提下进行计划生育，控制药物的使用。SLE治疗应通过SLE疾病活动指数（SLEDAI）和英国狼疮评估小组（BILAG）等狼疮活动评分标准对患者病情做恰当的评估，采取个体化的治疗策略，治疗护理以达到初次完全缓解、减少复发、保护器官功能、减少和避免药物不良反应、恢复社会活动及提高生活质量、长期缓解、提高生存期的目标。

一、一般治疗

①心理调适和治疗。

②急性活动期卧床休息，避免过劳。

③及早发现和治疗感染。

④避免阳光暴晒和紫外线照射。

⑤缓解期才可预防接种。

⑥避免使用可能诱发系统性红斑狼疮的药物，如青霉素、磺胺类、保泰松、金制剂等易诱发红斑狼疮症状，肼屈嗪、普鲁卡因胺、氯丙嗪、甲基多巴、异烟肼等易引起狼疮样综合征，患者应尽量避免使用这些药物。

⑦注重饮食和营养。

二、药物治疗

绝大多数患者需要持续的不同剂量药物的治疗。常用于控制症状的药物有糖皮质激素、免疫抑制剂、抗疟药、非甾体抗炎药和免疫球蛋白。糖皮质激素是治疗SLE的重要药物，但在应用时可能存在一系列的药物不良反应，尚需其他药物来控制和预防。针对狼疮系统损害和并发感染等复杂情况，激素、免疫抑制剂、抗感染药和其他专科用药也必不可少。

关于专科用药，在第六章中有详细介绍，在第十一章中也包含了相关信息。

目前还没有有效根治SLE的办法，但恰当的治疗可以使患者的病情得到有效控制。加强早期诊治，以避免或延缓不可逆的组织脏器损害。临床医生应根据病情的轻重程度、治疗的风险与效益比，制订具体的治疗方案。

研究进展

第一节　病因及发病机制

一、病因

SLE 的病因和发病机制十分复杂，至今仍未阐明，普遍认为 SLE 的发病是遗传、环境、行为方式及社会心理等多因素综合作用所致。

（一）遗传因素

以下表现提示 SLE 与遗传因素有关：①单卵双胞胎患 SLE 者 5 ～ 10 倍于异卵双胞胎；② SLE 患者第一代亲属中患 SLE 者 8 倍于无 SLE 患者家庭；③具有 SLE 的易感基因，如 HLA-DR$_2$、HLA-DR$_3$ 阳性、C4a、C1q、C1r/s 和 C2 先天缺陷的人群 SLE 患病率明显高于正常人群。多年研究已证明，SLE 是多基因相关疾病。

（二）环境因素

1. 紫外线

紫外线是激发 SLE 最重要的环境因素。SLE 患者日晒后，激发或加重病情的高达 60%。

2. 食物

含补骨脂素的食物如芹菜、无花果、西芹等，具有增强 SLE 患者光敏的潜在作用。含联胺基团的食物如蘑菇、某些食物燃料（如酒石酸类食物）、烟熏类食物及烟草等，可诱发 SLE。含 L– 刀豆素的食物如苜蓿类的种子、新芽及多种豆荚类植物等，也与 SLE 的发病有关。

3. 化学物质

含有反应性芳香胺的染发剂、唇膏和一些有机化合物（如三氯乙烯、石棉、硅石、汞等）也是 SLE 的激发因素。

4. 药物

药物引起 SLE 或导致病情活动的占 3% ～ 12%。一方面，药物引起的 SLE 患者中 HLA–DR4 表达显著增多，表明这些患者有遗传易感性；另一方面，某些药物具有免疫原性，可激发体内抗体的产生。此外，药物还引起患者一定的剂量依赖性。

5. 感染因素

SLE 患者的肾小球内皮细胞和皮损中可找到包涵体及类包涵体物质，血清中抗病毒抗体滴度增高，目前认为 SLE 的发病与某些病毒持续而缓慢的感染有关。

6. 压力因素

临床医生推断压力可能是 SLE 发作的因素。经常有患者将 SLE 的首发症状和加重归因于某种压力事件，如离婚、爱人去世、失业，研究者还不能对这种现象做出科学的解释，但是发现肾上腺素等应急激素能够影响 SLE 的发展和进程。

（三）性激素异常

由于 90% 的 SLE 患者是女性，生育年龄女性的发病率明显高于同年龄段男性的，也高于青春期以前的儿童和老年女性。SLE 患者体内雌激素水平增高，雄激素降低。泌乳素水平增高亦可能对 SLE 的病情有影响，妊娠后期和产后哺乳期常出现病情加重，可能与体内的雌激素和泌乳素水平升高有关。无论男性或女性，SLE 患者体内均存在雌激素代谢异常，主要表现为雌激素 16α 羟化增多，雌酮羟基化产物增多。而雄激素包括睾酮、二氢睾酮、脱氢表雄酮及硫酸脱氢表雄酮与 SLE 活动呈负相关，女性患者体内雄激素水平降低，男性患者体内睾酮水平降低，而黄体生成素水平升高。因此，雌激素过量而雄激素活化不够可能影响 SLE 患者对免疫系统的反应。

二、发病机制

可能为外来抗原（如病原体、药物等）引起人体 B 细胞活化，易感者因免疫耐受减弱，B 细胞通过交叉反应与模拟外来抗原的自身抗原相结合，并将抗原呈递给 T 细胞，使之活化，在 T 细胞活化刺激下，B 细胞得以产生大量不同类型的自身抗体，造成组织损伤。免疫异常主要体现在以下 3 个方面。

（一）致病性自身抗体的形成

致病性自身抗体特性为：①以 IgG 型为主，与自身抗原有很高的亲和力，如抗 DNA 抗体可与肾组织直接结合导致损伤；②抗血小板抗体及抗红细胞抗体导致血小板和红细胞破坏，临床出现血小板减少和溶血性贫血；③抗 SSA 抗体经胎盘进入胎儿心脏引起新生儿心脏传导阻滞；④抗磷脂抗体引起抗磷脂抗体综合征（血栓形成、血小板减少、习惯性自发性流产）；⑤抗核抗体与神经精神性狼疮（NP-SLE）相关。

（二）致病性免疫复合物的形成

免疫复合物的形成及沉积是 SLE 发病的主要机制。免疫复合物（IC）由自身抗体和相应自身抗原相结合而成，IC 能够沉积于组织造成组织的损伤。70%的 SLE 患者皮肤损害中有免疫复合物沉积。肾组织中可查见免疫球蛋白、补体及抗 dsDNA 抗体成分。血管炎、关节炎及其他脏器病变也多是由免疫复合物沉积于血管壁造成。

（三）T 细胞和 NK 细胞功能失调

T 细胞功能异常导致新抗原不断产生，并刺激 B 细胞持续活化而产生自身抗体，使自身免疫反应持续存在。

第二节 治疗新进展

一、生物靶向治疗及相关问题

生物靶向治疗是新兴的治疗手段，包括 B 细胞清除剂抗 CD20/CD19 抗体、抗 Bly SS 抗体及免疫耐受分子 LJP394；阻断 T 细胞的共刺激信号 CD28-B7 分子 CTLA4-Ig；还有一些细胞因子和补体阻断剂，如抗 IFN-a 抗体、抗 IL-10 抗体和抗 C5 抗体等。目前，已上市的药物是抗 CD20 抗体和贝利单抗，其他多数在临床试验阶段，将陆续被应用于临床。SLE 是一种受多基因调控的疾病，每个患者发病通路存在一定异质性，而生物靶向药物通常是针对某一独立的靶点，不能解决所有问题，因此需要掌握使用适应证和禁忌证。此外，需进一步评估药物的安全性、用药时机、给药方案、合并用药、监测指标、起效时间和持续缓解期等。靶向药物在临床广泛使用前仍有很多工作要做，但它已成为 SLE 治疗的发展方向。

二、免疫净化疗法

免疫净化疗法是利用离心分离、膜分离或吸附分离的技术短时间内大量、快速去除血液中相关的致病性物质，以达到治疗疾病的护理目标。这是目前治疗 SLE 的一种实用型治疗技术，其治疗效果得到了临床验证。主要包括血浆置换（PE）、免疫吸附（IA）和细胞净化等技术。

三、干细胞移植治疗

近年来，干细胞移植的疗效与进展也备受关注。国内外开展了自体外周血干细胞移植和自体骨髓移植治疗重症 SLE，取得了较好的疗效。造血干细胞移植能使部分患者病情得到控制，抗体滴度下降，病情处于长期缓解状态。

2007 年，南京鼓楼医院风湿科在国际上率先用异体骨髓或脐带间充质干细胞移植治疗重症 SLE 取得较好疗效，至今已完成 100 多例。特别是脐带来源的间充质干细胞用于重症 SLE 治疗，疗效肯定，未见不良反应。长期随访部分患者病情得到长期缓解，即使移植后 SLE 复发，但病情相对较轻，且较易控制，激素和免疫抑制剂用量较小。

目前，异体间充质干细胞移植治疗尚处在试验性治疗阶段。异体间充质干细胞移植主要用于常规治疗无效的严重进展性 SLE 患者，其具体治疗方案及疗效和不良反应需进一步研究。

第三节　预后

由于医学科学技术的发展，早期诊断技术的日趋完善，糖皮质激素和免疫抑制剂的应用和支持治疗的加强，SLE 的预后越来越好。20 世纪 40 年代，SLE 患者的平均生存时间为 3.25 年，50 年代为 6.5 年，80 年代以后 5 年生存率达 90%以上。根据近年来的相关报道，SLE 患者 10 年存活率达 85%～95%，已有不少人生存期超过 20 年，甚至 35 年。根据大量临床资料分析，SLE 的预后与众多因素有关。下面介绍常见的影响 SLE 预后的因素。

一、早期诊断

早期诊断是影响 SLE 预后的关键，如果到了全身重要脏器严重受损，甚至功能下降时才被确诊，那么不管治疗措施多么有力也往往效果不佳。

早期、正确、合理的治疗是决定 SLE 预后好坏的关键，如正确选用激素，包括给药时间、给药剂量及方法。免疫抑制剂的应用可大大改善 SLE 的预后，特别是对狼疮性肾炎有极大的影响。

二、肾脏损害

肾衰竭是 SLE 死亡的第二大原因。有无大量蛋白尿、肾活检病理如何、肾功能如何及对治疗的反应等均对预后有重要影响。

多系统损害，如肺动脉高压、肺纤维化、脑病、心功能受累等也是 SLE 预后不良的因素。

三、并发症

激素及免疫抑制剂的应用，使死于 SLE 本病的人越来越少，而死于并发症的人越来越多。感染是 SLE 最常见的并发症，感染的控制情况影响预后。

第三章

实验室诊断、评估工具

SLE 由自身免疫介导，以免疫性炎症为突出表现。血清中出现抗核抗体为主的多种自身抗体和多系统累及是 SLE 的两个主要临床特征。自身抗体在红斑狼疮的诊断、分型及评价治疗中有重要意义。

一、实验室诊断

SLE 患者的实验室检查主要分为常规检查、免疫学检查、自身抗体检查及其他相关检查。

（一）常规检查

活动期 SLE 可出现血细胞异常，包括血小板减少、白细胞减少及血红蛋白下降。尿蛋白阳性、红细胞尿、脓尿、管型尿等提示肾受累。红细胞沉降率（ESR）的增快多出现在狼疮活动期，稳定期 SLE 患者的血沉大多正常或仅轻度升高。由于 ESR 监测方便，敏感性较高，通常将其作为临床上评估 SLE 活动性的指标之一。但应注意，ESR 受影响因素众多，特异性差，多种情况如感染、女性经期及妊娠、组织损伤、恶性肿瘤等均可引起 ESR 升高，故 SLE 患者的 ESR 升高应排除有无其他因素干扰。但有时 SLE 活动时，ESR 也可正常。血清 C 反应蛋白（CRP）水平通常正常，并发关节炎患者可升高，当 CRP 水平明显升高时，应注意 SLE 并发感染的可能性。

（二）免疫学检查

SLE 患者常有免疫球蛋白升高，通常为多克隆性、γ 球蛋白的升高较为显著。

补体 C3 及 C4 水平与 SLE 活动性呈负相关，有助于 SLE 的诊断，同时可作为判断疾病活动性的监测指标之一。

（三）自身抗体检查

SLE 的特征是 B 细胞高度活化并产生大量的自身抗体，最终导致组织损害。一般自身抗体可分为两大类：器官特异性自身抗体和非器官特异性自身抗体。SLE 常见的自身抗体多属于非器官特异性自身抗体。

免疫荧光抗核抗体（ANA）检查通常是诊断 SLE 和其他系统性自身免疫病的筛选标准。一方面，其检测方便，且灵敏度高，诊断敏感性约95%，是 SLE 的筛选指标，但当存在典型的 SLE 临床表现时，不能单因抗核抗体阴性排除 SLE 诊断；另一方面，ANA 特异性较差，仅为 10% ~ 40%，在其他多种疾病，如系统性硬化症、类风湿关节炎、多发性肌炎、皮肌炎、自身免疫性肝炎、甲状腺炎、感染及肿瘤等均可出现 ANA 阳性。ANA 还与年龄相关，65 岁以上也可出现低滴度的 ANA 阳性。

抗 DNA 抗体分为抗单链 DNA 抗体和抗双链 DNA 抗体。除 SLE 外，抗单链 DNA 抗体还可在药物性狼疮、其他多种免疫性疾病及正常老年人中检出，无特异性，临床价值不大。抗双链 DNA 抗体的敏感性约70%，同时对 SLE 特异性较高，可达 95%，是 SLE 的特异性抗体之一。抗双链 DNA 抗体滴度通常与 SLE 疾病活动性密切相关，是 SLE 活动性的监测指标之一。

抗 nRNP 抗体是抗核内核糖蛋白的抗体。除 SLE 外，还可出现在其他多种自身免疫病中，常与雷诺现象、肌炎、指端硬化有关。抗 Sm 抗体主要在 SLE 中出现，是 SLE 的标记性抗体，特异性高达99%，但敏感性较差，见于 10% ~ 30% 的 SLE 患者，对早期、不典型 SLE 诊断有很大帮助。分子生物学研究表明，Sm 和 nRNP 是同一分子复合物的不同抗原位点，因包含位点不同，抗 Sm 抗体和抗 nRNP 抗体通常一起出现，几乎没有出现仅抗 Sm 抗体阳性而抗 nRNP 抗体阴性的现象，而抗 nRNP 抗体阳性，抗 Sm 抗体可以阴性。

抗核糖体 P 蛋白抗体在 SLE 诊断中特异性较高，但敏感性低于抗双链 DNA 抗体和抗 Sm 抗体。回顾性研究提示，抗核糖体 P 蛋白抗体与 SLE 的神经精神系统异常有关。抗 SSA 和抗 SSB 在 SLE 及其他结缔组织病中都可增高，与新生儿狼疮和先天性传导阻滞有关。

其他 SLE 常见的自身抗体还包括：对 SLE 诊断有较好敏感性和特异性的抗核小体抗体和抗膜 DNA（mDNA）抗体；与抗磷脂抗体综合征有关的抗磷脂抗体（包括抗心磷脂抗体、抗 β2-GP1 抗体和狼疮抗凝物）；与溶血有关的抗红细胞抗体；与血小板减少有关的抗血小板抗体等。类风湿因子升高在 SLE 中也很常见。

（四）其他检查

1. 狼疮带试验

用免疫荧光法检测皮肤的真皮和表皮交界处有否免疫球蛋白（Ig）沉积带。SLE 的阳性率约 50%，狼疮带试验阳性代表 SLE 活动性。采取腕上方的正常皮肤做检查，可提高本试验的特异性。

2. 肾活组织病理检查

对狼疮性肾炎的诊断治疗和预后估计均有价值，尤其对指导狼疮性肾炎的治疗意义重大。

3. 生物化学检查

SLE 患者肝功能损害多为轻中度异常，较多是在病程活动时出现，伴有丙氨酸转氨酶（ALT）和天门冬氨酸转氨酶（AST）等升高。人血白蛋白异常多提示肾脏功能失代偿。在肾脏功能检查中尿液微量白蛋白定量检测，有助于判断和监测肾脏损害程度及预后。发生狼疮肾炎时，血清尿素氮（BUN）及血清肌酐（Cr）有助于判断临床分期和观察治疗效果。

4. 其他

CT、X 线及 UCG 超声心动图检查分别有利于早期发现出血性脑病、肺部浸润及心血管病变。

二、SLE 病情活动性和病情轻重程度的评估

（一）SLE 活动性表现

SLE 的各种临床表现，尤其是新近出现的症状，均可提示疾病的活动。与 SLE 相关的多数实验室指标，也与疾病的活动有关（表 3-1）。

表 3-1 提示 SLE 活动的主要指征

SLE 临床表现	实验室指标
疲乏、体重下降	血三系减少（需排除药物所致）
发热（需排除感染）	血沉↑
皮肤黏膜表现（新发红斑、脱发、黏膜溃疡）	管型尿、血尿、蛋白尿、非感染性白细胞尿
关节肿、痛	肾功能异常
胸痛（浆膜炎）	低补体血症
泡沫尿，尿少，水肿	抗 dsDNA 体滴度↑
血管炎	
头痛、癫痫发作（需排除中枢神经系统感染）	

（二）SLE 病情轻重程度的评估

1. 轻型 SLE

轻型 SLE 是指诊断明确或高度怀疑，病情临床稳定，呈非致命性，SLE 可累及的靶器官（包括肾脏、血液系统、肺脏、心脏、消化系统、中枢神经系统、皮肤、关节）功能正常或稳定，无明显 SLE 治疗药物的毒副反应。

2. 重型 SLE

重型 SLE 是指有重要脏器累及并影响其功能的情况（表 3-2）。狼疮危象则是指急性的危及生命的重型 SLE，常包括急进性狼疮性肾炎、严重的中枢神经系统损害、严重的溶血性贫血、血小板减少性紫癜、粒细胞缺乏症、严重心脏损害、严重狼疮性肺炎、严重狼疮性肝炎、严重的血管炎等。

表 3-2 重型 SLE 累及的脏器及其受累特点

脏器	受累特点
心脏	冠状动脉血管受累，心内膜炎，心肌炎，心脏压塞，恶性高血压
肺脏	肺动脉高压，肺出血，肺炎，肺梗死，肺萎缩，肺间质纤维化
消化系统	肠系膜血管炎，胰腺炎
血液系统	溶血性贫血，粒细胞减少（WBC < 1000/μL），血小板减少（< 50 000/μL），血栓性血小板减少性紫癜，动静脉血栓形成

续表

脏器	受累特点
肾脏	肾小球肾炎持续不缓解，急进性肾小球肾炎，肾病综合征
神经系统	抽搐，急性意识障碍，昏迷，脑卒中，横贯性脊髓炎，单神经炎/多神经炎，精神性发作，脱髓鞘综合征
其他	皮肤血管炎，弥漫性严重的皮损，溃疡，大疱，肌炎，非感染性高热，衰竭等

三、SLE 诊断标准

（一）1997 年 ACR 系统性红斑狼疮（SLE）诊断标准

1997 年美国风湿病学会（American College of Rheumatology，ACR）系统性红斑狼疮（SLE）诊断标准（表 3-3）的 11 项中，符合 4 项或 4 项以上者，在排除感染、肿瘤和其他结缔组织病后，可诊断为 SLE。其敏感度和特异度分别为 95% 和 85%。需强调的是，患者病情的初始或许不具备分类标准中的 4 项，随着病情的进展方出现其他项表现。11 项分类标准中，免疫学异常和高滴度抗核抗体更具有诊断意义。一旦患者免疫学异常，即使临床诊断不够条件，也应密切随访，以便尽早做出诊断和及时治疗。

表 3-3　1997 年 ACR 系统性红斑狼疮（SLE）诊断标准

标准	定义
1. 颧部红斑	遍及颧部的扁平或高出皮肤固定性红斑，常不累及鼻唇沟部位
2. 盘状红斑	隆起红斑上覆有角质性鳞屑和毛囊栓塞，旧病灶可有皮肤萎缩性瘢痕
3. 光过敏	对日光有明显的反应，引起皮疹 [依据病史和（或）医师观察]
4. 口腔溃疡	口腔或鼻部有无痛性溃疡
5. 关节炎	非侵蚀性关节炎，累及 ≥ 2 个周围关节，特征为关节肿、痛或渗液
6. 浆膜腔炎	①胸膜炎：胸痛、胸膜摩擦音或胸膜腔渗液 ②心包炎：心电图异常、心包摩擦音或心包渗液
7. 肾脏病变	①蛋白尿定量 > 0.5 g/24 h 或尿常规蛋白 > +++ ②管型：可为红细胞、血红蛋白、颗粒、小管上皮细胞管型或混合管型

标准	定义
8. 神经病变	①抽搐：非药物或代谢紊乱（如尿毒症、酮症酸中毒、电解质紊乱）所致 ②精神病：非药物或代谢紊乱（如尿毒症、酮症酸中毒、电解质紊乱）所致
9. 血液学异常	①溶血性贫血伴网织红细胞增多 ②白细胞减少 $< 4 \times 10^9/L$，至少 2 次 ③淋巴细胞减少 $< 1.5 \times 10^9/L$，至少 2 次 ④血小板减少 $< 100 \times 10^9/L$（药物影响除外）
10. 免疫学异常	①抗 dsDNA 抗体阳性 ②抗 Sm 抗体阳性 ③抗磷脂抗体阳性（包括抗心磷脂抗体 IgG 或 IgM 水平异常、狼疮抗凝物阳性或梅毒血清试验假阳性至少持续 6 个月，并经梅毒螺旋体固定试验或梅毒抗体吸收试验证实）
11. 抗核抗体	未用药物诱发"药物性狼疮"情况下，免疫荧光或相当于该法的其他试验抗核抗体滴度异常

注：同时或相继符合 11 项诊断标准中的 4 项及以上者，可诊断为 SLE。

（二）2018 年 EULAR 系统性红斑狼疮（SLE）诊断标准

2018 年 EULAR 会议，最新版的系统性红斑狼疮（SLE）诊断标准（表3-4）对于每条标准，均需要排除感染、恶性肿瘤、药物等原因；既往符合某标准可以计分；标准不必同时发生；至少符合 1 条临床标准；在每个方面，只取最高权重标准得分计入总分。总分 ≥ 10 分可以分类诊断 SLE。SLE 入围标准：ANA 阳性史（免疫荧光法 ≥ 1：80）。

表 3-4 2018 年 EULAR 系统性红斑狼疮（SLE）诊断标准

临床领域及标准	定义	权重
全身状况：发热	无其他原因可解释的发热 > 38.3℃	2
皮肤病变：		
口腔溃疡	不需要一定是医生观察到的	2
非瘢痕性脱发	不需要一定是医生观察到的	2
亚急性皮肤狼疮	环形或丘疹鳞屑性的皮疹（常分布在曝光部位）	4
急性皮肤狼疮	颊部红斑或斑丘疹，有或无光过敏	6

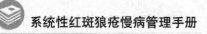
续表

临床领域及标准	定义	权重
关节病变：≥2个关节滑膜炎或≥2个关节压痛 + ≥ 30 min 的晨僵	以关节肿胀和压痛为特征，如 X 线存在骨侵蚀或 CCP 抗体滴度超过 3 倍，则不计该项	6
神经系统病变：谵妄	意识改变或唤醒水平下降，症状发展时间数小时至 2 d，或 1 d 内症状起伏波动，认知力急性或亚急性改变，或习惯、情绪改变	2
精神症状	无洞察力的妄想或幻觉，但没有精神错乱	3
癫痫	癫痫大发作或部分 / 病灶性发作	5
浆膜炎：胸腔积液或心包积液	需影像学证据支持，如超声、X 光、CT、MRI	5
急性心包炎	≥以下两项：①心包胸痛（锐痛，吸气时加重，前倾位减轻）；②心包摩擦音；③心电图广泛 ST 段抬高或 PR 段偏移；④影像学新发或加重的心包积液	6
血液系统损害：白细胞减少	$< 4 \times 10^9/L$	3
血小板减少	$< 100 \times 10^9/L$	4
免疫性溶血	①存在溶血证据，网织红细胞升高，血红蛋白下降，间接胆红素升高，LDH 升高；② Coombs 试验阳性	4
肾脏病变：蛋白尿＞ 0.5g/24h	收集的 24 h 尿液蛋白定量＞ 0.5 g 或尿蛋白肌酐比值提示 24 h 尿蛋白＞ 0.5 g	4
肾穿病理符合狼疮肾炎	Ⅱ 或 V 型狼疮肾炎	8
	Ⅲ 或Ⅳ型狼疮肾炎	10
免疫学领域及标准：抗磷脂抗体方面	抗心磷脂抗体 IgG ＞ 40 GPL 单位或抗 β2-GP1 IgG ＞ 40 单位或狼疮抗凝物阳性	2
补体方面：C3 或低 C4		3
低 C3 和低 C4		4
高度特异抗体方面：	dsDNA 阳性或 Sm 抗体阳性	6

更新版 SLE 分类标准的 4 点不同：① Hep-2（人喉表皮样癌细胞系）免疫荧光，滴度为 1 ∶ 80 或更高的抗核抗体（ANA）作为入围标准，诊断的先决条件；

②需要医生回顾整个病程来串联症状和化验结果，疾病表现已被赋予数字权重，总分 10 点的阈值允许对 SLE 进行分类；③具有Ⅲ或Ⅳ型狼疮性肾炎的肾活组织检查的权重最重；具有Ⅱ型或Ⅴ型狼疮肾炎的肾活组织检查具有较多权重（表 3-5、表 3-6），但其本身不足以用于 SLE 的分类；④发热已被列为低权重标准，发热可以区分 SLE 和 SLE 模拟情况，特别是在早期疾病中。

表 3-5　2003 年狼疮性肾炎病理分型 [国际肾病学会 / 肾病理学会（ISN/RPS）]

Ⅰ型	系膜性 LN	光镜正常，但免疫荧光和电镜可见系膜区免疫复合物沉积
Ⅱ型	系膜增殖性 LN	光镜下单纯的系膜区细胞或基质增殖，伴系膜区免疫复合物沉积；免疫荧光或电镜可有少量上皮下或内皮下沉积，但光镜下上述区域无异常发现
Ⅲ型	局灶性 LN	活动性或非活动性局灶性、节段性或球性血管内皮或毛细血管外肾小球肾炎（＜50% 的小球受累），通常伴有局灶性内皮下免疫复合物沉积，伴或不伴系膜改变
	Ⅲ（A）	活动性病变：局灶增殖性 LN
	Ⅲ（A/C）	活动性 + 慢性病变：局灶增殖性 + 硬化性 LN
	Ⅲ（C）	慢性非活动性病变伴肾小球瘢痕：局灶硬化性 LN*
Ⅳ型	弥漫性 LN	活动性或非活动性之弥漫性、节段性或球性血管内皮或毛细血管外肾小球肾炎（＞50% 的小球受累），通常伴有弥漫性内皮下免疫复合物沉积，伴或不伴系膜改变，其中弥漫节段性 LN（Ⅳ–S）是指有 ≥50% 的小球存在节段性病变。节段性是指 ＜1/2 的小球区域存在病变；弥漫性球性 LN（Ⅳ–G）是指 ≥50% 的小球存在球性病变，包括弥漫的"线圈"而无或少有肾小球增殖改变者
	Ⅳ–S（A）	活动性病变：弥漫性节段性增殖性 LN
	Ⅳ–G（A）	活动性病变：弥漫性球性增殖性 LN
	Ⅳ–S（A/C）	活动性 + 慢性病变：弥漫性节段性增殖性 + 硬化性 LN
	Ⅳ–G（A/C）	活动性 + 慢性病变：弥漫性球性增殖性 + 硬化性 LN
	Ⅳ–S（C）	慢性非活动性病变伴肾小球瘢痕：弥漫性节段性硬化性 LN
	Ⅳ–G（C）	慢性非活动性病变伴肾小球瘢痕：弥漫性球性硬化性 LN
Ⅴ型	膜性 LN	光镜及免疫荧光或电镜下见球性或节段性上皮下免疫复合物沉积或与之相关的形态学变化，可伴或不伴系膜改变。Ⅴ型 LN 可合并于Ⅲ型或Ⅳ型 LN，应予分别诊断；Ⅴ型 LN 可有进展性硬化性病变
Ⅵ型	晚期硬化性 LN	≥90% 的小球表现为球性硬化，且不伴残余的活动性病变

* 应列出肾小管萎缩、肾间质炎症和纤维化的程度（轻、中、重），以及动脉硬化或其他血管病变的程度

表 3-6　肾活检活动性和慢性损害指数

活动性指数	
肾小球增殖性病变①	节段性或全小球性毛细血管内细胞增多，毛细血管襻循环容量减少
白细胞渗出②	≥ 3 个多形核白细胞 / 肾小球
核碎裂 / 纤维素样坏死（计分时 ×2）	核碎裂指细胞核固缩或碎裂。纤维素样坏死指伴有固缩毛细血管的无定形，嗜酸性、无胞质的残骸
细胞性新月体（计分时 ×2）②	毛细血管外上皮细胞增生及巨噬细胞浸润引起大于 1/4 的鲍曼囊超过 2 层细胞
透明性沉积①	线圈样损害为嗜酸性物质沿毛细血管襻在管腔内均匀沉积。透明栓子为更多的球状、PAS 阳性的物质阻塞整个毛细血管管腔
间质炎症①	单个核细胞（淋巴细胞、浆细胞、巨噬细胞）在肾小管及间质浸润
慢性损害指数	
肾小球硬化① 纤维性新月体① 肾小管萎缩② 间质纤维化②	肾小球毛细血管萎陷伴系膜基质固化膨胀 鲍曼囊结构为纤维性组织替代 肾小管基底膜增厚，伴或不伴小管上皮细胞蜕变，可见分隔开的残余小管 肾小球及肾小管周围纤维组织沉积

注：①计分 0 ～ 3，分别为无、轻、中、重度病变；②计分 0 ～ 3，分别为肾小球受累范围为无，< 25%，25% ～ 50%，> 50%。

附：肾活检患者的术前准备

肾活检患者的术前准备

　　肾活检是由专业医生用特殊穿刺针对肾脏进行穿刺，自肾脏取少许肾组织进行病理分析。在 B 超引导下进行，术前先消毒皮肤，然后局部麻醉，由于各类肾病发展阶段不同，所产生的病理改变也不会相同，所以肾穿刺活检对于医生诊断病情、合理用药、判断疾病预后有一定的参考价值。肾活检有创伤，有一定危险性，但是也不要太过于顾虑危险性。

　　患者首先战胜心理上的恐惧感，肾活检是比较小的一个手术，然后术前接受护士的术前指导，做好心理及物品的准备。

　　①患者术前需要练习憋气，因为在做肾穿刺时需要短暂的憋气方便医生进行穿刺。

　　②隔日练习卧床排尿，肾穿刺后需要绝对卧床 24 h，如果不事先练习卧床排尿，一旦术后无法在床上排尿，就需要进行导尿，造成不必要的损伤。

　　③患者家属需要准备好腹带，术后包扎腹部以降低腹部张力，预防术后肾脏出血。

　　④如果标本需要外送至其他医院检查的话，患者家属还需要准备 1 个保温杯，用于保存病理标本，以免在运送过程中标本出现意外。

第四章

临床表现及护理

本章是对 SLE 一般症状和系统损害及潜在问题的概述，为医护人员制订照护计划提供信息。在制订护理计划时，医护人员应根据患者情况定时评估其状况并调整治疗以适应 SLE 的多变性。另外，考虑患者的需求，让患者一起参与，提高患者的依从性，提高生活质量，确保治疗效果。通过这样的工作模式，患者及家庭能够得到最大的获益，患者也能更加独立，建立起照顾自己的信心。

一、临床表现

SLE 的临床表现如表 4-1 所示。

表 4-1　SLE 的临床表现

一般表现	疲劳、发热、心理和情绪方面的影响
具体表现	
皮肤科	蝶形皮疹，光敏性盘状疱疹，皮下 LE，黏膜溃疡，亚急性皮肤狼疮，瘀伤
肌肉骨骼	关节炎，其他关节并发症
血液学	贫血，白细胞减少，血小板减少，梅毒假阳性，性病研究实验室试验（Vdrl），红细胞沉降率升高，淋巴细胞减少
心肺	心包炎、心肌梗死、血管炎、胸膜炎、瓣膜性心脏病
肾脏	无症状镜下肾损害、肾功能衰竭、电解质失衡、水肿

续表

中枢神经系统（CNS）	脑神经病变，认知障碍，精神改变，癫痫，中风，周围神经病变，脑膜炎，昏迷
胃肠精神病（GI）	厌食，腹水，胰腺炎，肠系膜血管炎
眼科	眼睑皮肤受累，视网膜血管病变，干眼，神经眼科的病变
其他关键问题	影响生育：流产死产，妊娠高血压，新生儿狼疮 感染：呼吸道、泌尿道和皮肤感染的风险增加 营养：体重下降、饮食不足、食欲减退

二、概述

一般 SLE 患者均有疲乏的主诉，疲乏是早期症状。疲乏的原因尚不清楚，对患者需要评估存在疲乏的原因，如甲状腺功能减退、肾上腺功能障碍、过度劳累、失眠、抑郁、应激、贫血及其他炎症性疾病。充足的休息、健康的饮食、适当的锻炼和调整心理因素可以缓解疲乏。纤维肌痛综合征是引起 SLE 患者疲乏的一个原因。

至少有 50% 的 SLE 患者在确诊之前体重下降，可能是食欲下降、药物不良反应、胃肠道问题或发烧所致。部分患者的体重增加可能是糖皮质激素、肾脏疾病引起的体液潴留。

80% 以上的 SLE 患者有发热症状，热型不典型，会有高热，但低热更常见。要重点排查发热的原因，包括感染或药物反应，尿路和呼吸道感染在狼疮患者中比较常见。SLE 患者发热时白细胞降低，如果合并感染通常白细胞计数升高；而某些药物，如免疫抑制剂在发热时会影响白细胞（WBC）计数水平。

SLE 患者通常会经历心理和情绪上的变化：悲伤、抑郁和愤怒。这些心理变化与外貌变化、对未来的担忧及疾病治疗的各个方面都有关系。医务人员要警惕患者潜在的心理问题，并协助减轻其影响。

（一）生理表现

①疲劳。

②体重增加或减轻。

③发热。

④心动过速。

（二）心理表现

①抑郁：自尊心降低；对身体的消极感觉；自信心和自我价值感下降；悲伤、绝望和无助感；悲泣。

②难以完成自理、照顾家庭等日常活动。

③无法维持全职或兼职工作。

④社交活动减少。

⑤缺乏精力或野心。

⑥易怒。

⑦难以集中注意力。

⑧失眠。

⑨产生自杀念头。

三、护理

（一）护理问题

①无法完成日常生活活动，与疲劳、虚弱和心理因素有关。

②体重变化。

③发热。

（二）护理目标

1. 缓解患者的疲劳

达到此目标的护理措施如下。

①评估患者的疲劳水平。

②评估患者是否抑郁、焦虑和有其他压力源存在。

③评估患者的日常活动，以确定导致疲劳的因素。

④帮助患者制订活动和休息计划，以完成日常和其他活动及工作。

⑤鼓励患者每天睡眠 8 ～ 10 h。

⑥鼓励患者进行能耐受的锻炼。

2. 保持患者体重在正常范围内

达到此目标的护理措施如下。

①评估患者的药物治疗方案。

②评估患者的日常饮食摄入量。

③制订饮食计划，鼓励患者合理膳食。

④鼓励适当锻炼。

⑤定期记录患者的体重。

⑥指导患者定时在家里称体重并记录。

⑦必要时请营养师参与制订患者的饮食计划。

3. 帮助患者辨别发热的症状和体征

达到此目标的护理措施如下。

①评估患者的药物治疗方案。

②监测患者的白细胞计数。

③指导患者在 SLE 发作时监测体温。

④指导患者辨别感染的迹象和症状，特别是泌尿系统和呼吸道感染。需要注意的是感染迹象有可能因激素和解热药物的使用而掩盖。

⑤体温高于 38℃或者出现感染迹象时及时处理，如进行冷敷、应用退热药。观察患者退热后的反应，防止大量出汗后虚脱，监测生命体征。

4. 让患者适应身体和生活方式的变化

达到此目标的护理措施如下。

①让患者表达自己的感受和需求。

②评估患者通常的心理应对机制。

③认可患者否认和愤怒的感觉。

④与患者一起寻找外界支持力量。

⑤如患者有皮肤损害和脱发，选择适当的方式改善形象。

⑥鼓励患者讨论遇到的个人和社会问题。

⑦鼓励患者接受社会志愿者和专业人士的帮助。

5. 让患者的抑郁症状得到及时处理

达到此目标的护理措施如下。

①评估患者抑郁的主要体征和症状。

②评估患者的人际和社会支持系统。

③鼓励患者表达感情。

④推荐心理健康顾问或精神病学家。

四、SLE 受累系统及护理问题

（一）皮肤症状

80% 的 SLE 患者有皮肤损害，会出现在疾病的各个时期。典型的症状是"蝶形"红斑（在鼻梁和双颧颊部呈蝶形分布），其他皮损还有光敏感、脱发、手足掌面和甲周红斑、盘状红斑、荨麻疹、结节性红斑、脂膜炎、网状青斑、雷诺现象等。SLE 的皮疹无明显瘙痒，明显瘙痒者提示过敏；而接受免疫抑制治疗后的瘙痒性皮疹应注意真菌感染；接受激素和免疫抑制剂治疗的患者，若出现不明原因局部皮肤灼痛，有可能是带状疱疹的前兆。

红斑狼疮特异性的皮肤病变包括急性皮肤红斑狼疮、亚急性皮肤红斑狼疮和慢性皮肤红斑狼疮。急性皮肤红斑狼疮（蝶形红斑）几乎总是与内脏受累相关；亚急性红斑狼疮发生时，大约 50% 的患者符合 SLE 的诊断；慢性皮肤红斑狼疮患者常常只有皮肤受累或以皮肤为主的受累。盘状红斑可形成色素沉着或永久性瘢痕；急性皮肤红斑狼疮和亚急性皮肤型红斑狼疮对光高度敏感，但不形成瘢痕。5% 典型的盘状红斑患者转变为典型的 SLE，弥漫性盘状红斑狼疮更易转变为 SLE。大约 25% 的 SLE 的患者在病程的某一时期出现盘状红斑，这些患者病情多较轻。皮肤病理检查不仅对诊断有价值，有时也是鉴别诊断所必需的手段。

应用直接免疫荧光技术可以检查皮肤表皮和真皮交界处有无免疫球蛋白和补体沉积，这种试验称为皮肤狼疮带试验。免疫荧光检查有免疫球蛋白和补体沉积带称为狼疮带试验阳性，常见于 SLE 患者的正常皮肤或皮疹部位，其中皮损部位阳性率 90%，正常皮肤部位阳性率 50% ～ 70%。此外，固定性药疹、酒糟鼻、多形性日光疹、各型血管炎患者皮损部位的狼疮带试验均可呈阳性，但这些患者无红斑狼疮其他系统性损害。因此，狼疮带试验对诊断有意义，能提高诊断的特异性和敏感性，但由于其假阳性和假阴性，对其结果应结合临床综合考虑。

　　光过敏指经紫外线照射（如日晒）后，暴露的皮肤出现红色斑疹、丘疹或大疱性皮疹、伴灼热、痒痛感。皮肤病变的严重程度与光照射的强度、距离及照射时间成正比。光过敏见于约50%SLE患者，但对诊断SLE无特异性。避免日光照射可防止光过敏的发生。SLE患者若出现广泛脱发，头发长短不一、参差不齐、稀疏、干枯、无光泽、易折断，应予以警惕，患者可能处于疾病活动期。当然，应用环磷酰胺、硫唑嘌呤免疫抑制剂治疗SLE也可引起脱发，两者区别有困难。

　　SLE患者口腔溃疡或黏膜糜烂常见，也可作为首发症状出现，黏膜病变的加重往往提示病情的活动程度。口腔黏膜溃疡最好发于硬腭和颊黏膜，表现为糜烂、溃疡和红肿，常常是无痛性的，这点临床上可与阿弗他口腔溃疡相鉴别，有时鼻黏膜亦会出现类似的症状。在免疫抑制和/或抗生素治疗后的口腔糜烂，应注意口腔真菌感染。

　　雷诺现象是SLE患者常见的临床表现，发生率为10%～45%，2%的患者以雷诺现象为首发症状。典型的雷诺现象包括3个时期：①小至中等大小动脉痉挛引起甲床、手指、脚趾苍白，并伴有疼痛。②血管痉挛使局部组织缺血，上述部位皮肤变为紫色。③如果缺血持续，局部二氧化碳积蓄增多，到一定程度时引起血管扩张，原来发绀皮肤则变为红色并伴疼痛。其中苍白为最可靠的体征。寒冷、吸烟和情绪变化是常见的诱因。发作时间数分钟至数小时不等，其持续时间与指端缺血情况相关。血管痉挛一般不会造成永久损伤，但如果持续时间过长，可引起患者皮肤坏死，甚至可发生肢体坏疽。曾有病例报告发生"肾脏雷诺现象"和"舌的雷诺现象"。

　　狼疮患者尤其是DLE患者的皮肤改变，会导致自我形象的紊乱。患者自觉被他人排斥，对自我形象缺乏自信，随之生活和社会交往方式发生改变。

　　1. 护理问题

　　①皮肤完整性改变。

　　②脱发。

　　③不适（疼痛、瘙痒）。

　　④自我形象紊乱。

⑤抑郁症。

2. 皮肤损害情况

①蝶形红斑（面颊部融合成片状的红斑性皮损，跨过鼻梁，不累及鼻唇沟）。

②盘状红斑（红斑边缘色素沉着，中央形成扁平的瘢痕，被覆以薄薄的表皮，常可见角栓）。

③轻度鳞状丘疹。

④躯干或身体上的银屑病样皮损。

⑤口腔、阴道或鼻黏膜的溃疡。

⑥皮肤菲薄，出现膨胀纹。

⑦皮肤组织溃疡缺损。

⑧易擦伤。

⑨瘀点。

⑩糖皮质激素引起的体毛增多（多毛）。

⑪类固醇引起的瘀斑。

⑫指、趾端坏疽。

⑬狼疮发、秃头症。

⑭指甲床上的红斑。

⑮网状青斑。

3. 护理目标

（1）改善皮损症状

达到此目标的护理措施如下。

①记录皮疹的类型和发生时间。

②指导患者尽量减少直接暴露在太阳光、荧光、卤素灯下的时间（注意玻璃不能完全阻隔紫外线）。

③指导患者使用防晒系数在15以上的防晒霜，并穿好防晒衣，做好防护措施。

④提供不易致敏的化妆品信息。

⑤指导患者避免使用染发剂、易致光敏感的护肤品及药物。

（2）提高舒适度

达到此目标的护理措施如下。

①对于口腔溃疡患者，建议吃软食、涂润唇膏、温盐水漱口，保持口腔清洁。

②口腔溃疡时，使用对症药物。

③雷诺氏症患者采取自我保护措施，注意保暖（特别是在寒冷天气），包括穿戴手套、袜子、帽子，选用暖宝宝，使用保温杯，处理冷冻或冷藏食品时戴上手套等，还要避免吸烟，缓解压力，适当运动。

（3）帮助患者应对潜在的心理问题

详见第七章心理调适方法。

（二）关节症状

95%的SLE患者有关节症状，关节症状可以为首发症状，临床表现为关节疼痛、肿胀、晨僵、活动受限。关节在静止一段时间后，出现活动不适感，活动后不适感缓解，叫作关节僵硬，晨起表现明显称为晨僵，晨僵时间长短不一，轻者活动几分钟缓解，重者活动1h以上关节僵硬感方可缓解。

SLE引起的关节炎特点是对称性的多关节炎，累及的部位与类风湿关节炎类似，包括手的近端指间关节、掌指关节、腕关节、肘关节、膝关节、肩关节、髋关节等，与类风湿关节炎不同的是常为非侵蚀性关节炎。

1. 肌肉骨骼表现

①晨僵。

②疼痛。

③关节红肿。

2. 护理问题

①疼痛。

②关节功能改变。

3. 护理目标

（1）减轻关节和肌肉引起的疼痛

达到此目标的护理措施如下。

①评估和记录关节症状。

②评估患者控制疼痛的方法。

③指导患者使用冷热疗法。

④指导患者使用药物止痛。

⑤必要时遵医嘱使用关节固定器。

（2）维持关节功能，增强肌力

达到此目标的护理措施如下。

①建议洗热水澡以减轻僵硬和疼痛。

②必要时，在康复师的指导下进行被动全范围关节运动（ROM）锻炼，康复师可训练家庭成员帮助患者进行 ROM 锻炼。

③指导患者避免负重，并建议患者避免剧烈活动。

④如有需要，协助患者使用助行器，如步行器或拐杖。

（三）血液系统症状

SLE 患者血液系统常见异常症状，包括贫血、白细胞减少、血小板减少和其他凝血障碍。

贫血在 SLE 患者中很常见，原因为骨髓造血障碍、红细胞（RBC）寿命缩短或铁摄取不足。免疫性贫血（或溶血性贫血）主要机制是自身抗体结合血细胞并使其破坏引起的，需采用糖皮质激素治疗。缺铁性贫血要通过补铁来治疗。阿司匹林、非甾体抗炎药和泼尼松等药物可引起胃出血并加重病情。白细胞减少症在 SLE 患者中也是比较常见的，在狼疮复发或者使用免疫抑制剂的情况下，白细胞计数低会增加感染的风险。正常成年人外周血中血小板数目为（100～300）$\times 10^9$/L，如低于 100×10^9/L 则称为血小板减少。其主要临床表现是出血倾向，以皮肤黏膜出血为主，如皮肤出血点、紫癜、瘀斑、鼻出血、牙龈出血、口腔血疱、月经过多等。重者可出现内脏出血，如黑便、血尿，偶有颅内出血死亡者。SLE 患者常有血小板减少，可以是首发症状，在确诊前数月至数年即可发生，常被误诊为特发性血小板减少性紫癜。血小板减少程度常与病情活动度相关。此外，值得注意的是许多治疗 SLE 的药物也可抑制骨髓巨核细胞，如非甾体抗炎药、镇静安眠药、抗生素、利尿剂、别嘌醇、肝素等。

1.血液系统症状

（1）贫血

①血红蛋白降低。

②Coombs 试验阳性（溶血性贫血）。

③头晕。

④怕冷。

⑤慢性疲劳、嗜睡。

⑥苍白。

⑦虚弱。

⑧劳力性呼吸困难。

⑨头痛。

（2）白细胞减少症

①感染。

②无症状。

（3）血小板减少

①瘀点、瘀斑。

②皮肤青紫。

③牙龈出血，鼻出血。

④便血。

⑤血尿。

⑥月经量过多过长。

⑦月经间期的阴道出血。

2. 护理问题

①由于疲乏和虚弱而无法完成日常生活。

②贫血。

③潜在出血的可能。

④静脉或动脉血栓形成的可能性。

⑤增加感染风险。

3. 护理目标

（1）减轻疲乏

达到此目标的护理措施*请参阅第四章第三节*。

（2）认识贫血，纠正贫血

达到此目标的护理措施如下。

①监测患者贫血的体征和症状，以及实验室检查结果。

②与患者制订活动计划。

③制订膳食计划，保证营养的摄入，改善造血功能。

④指导患者按照处方服用铁制剂药物。

（3）减少出血

达到此目标的护理措施如下。

①评估患者出血的体征和症状，如瘀点、瘀斑、消化道出血、血尿、鼻血、牙龈出血、月经量过多、月经间期之间的阴道出血等。

②指导患者辨识出血危险（贫血、血小板减少），及时汇报处理。

③鼓励患者随身携带医疗救治卡。

④日常生活中预防损伤出血，如使用软牙刷或电动剃须刀。建议吃软食，避免使用牙签等物品。

⑤防止碰撞跌倒引起出血。

⑥减少医源性损伤出血。

（4）降低感染的危险

达到此目标的护理措施*请参阅第五章第一节*。

（四）心血管系统病变

SLE心脏病变包括心包炎、心肌炎、心内膜及瓣膜病变等，临床表现有胸闷、胸痛、心悸、心脏扩大、充血性心力衰竭、心律失常、心脏杂音等。多数情况下，SLE的心肌损害不太严重，但是重症的SLE可伴有心功能不全，为预后不良指征。

急性渗出性心包炎是SLE多浆膜腔炎症的一种表现，可单独出现，亦可同时伴有胸膜炎，是SLE最常见的心血管系统症状。临床表现为呼吸困难，胸骨后疼痛，心包积液，多见于SLE病变活动期。心包积液量常呈少量至中等，通常为渗出性，蛋白含量高，糖含量正常，白细胞增多以多核细胞为多、亦有单核细胞。SLE原发性心肌受累者不多见，患者可有心悸、呼吸困难。心脏呈弥漫性扩大，伴有心前区杂音、奔马律及各种心律失常，心力衰竭。SLE伴急性心肌炎者需用激素治疗以缓解症状，多数患者对泼尼松的治疗反应较佳，临床表现为奔马律消失，心衰明显改善。

SLE 的瓣膜病变，最具特征性的是"非典型性疣状心内膜炎"，表现为在心内前上有多个 1～4 mm 的疣状赘生物，多见于瓣膜两侧表面及游离缘、瓣叶交界处及瓣环上，很少附着在腱索、乳头肌或心房心室壁的内膜上。疣状赘生物系由增殖和蜕变的细胞构成，含有纤维蛋白、纤维组织、血小板血栓及苏木素小体。受累瓣叶上有肉芽肿组织、纤维素及局灶性坏死，可见淋巴细胞及浆细胞，最常见于二尖瓣后叶的心室侧。通常疣状心内膜炎不引起临床症状，但可以脱落引起栓塞，或并发感染性心内膜炎。

SLE 可以出现冠状动脉受累，表现为心绞痛和心电图 ST-T 改变，甚至出现急性心肌梗死，其发病率近年来逐渐增高，曾有女性患者（＜35 岁）患急性心肌梗死的报道。除 SLE 相关的冠状动脉炎外，长期使用糖皮质激素加速动脉粥样硬化和抗磷脂抗体导致动脉血栓形成，也可能是冠状动脉病变的重要原因。高血压在 SLE 患者中也常见，多数与 SLE 对肾的损害及激素治疗有关，少数情况下是有原发性高血压。长期高血压可导致心肌肥厚，造成充血性心力衰竭。

SLE 患者的传导系统异常并不少见，心电图表现为房室传导阻滞、束支传导阻滞及房性期前收缩等。抗 SSA 及抗 SSB 抗体可能与新生儿狼疮综合征的先天性完全性传导阻滞有关。

1. 护理问题

①心功能改变。

②气体交换受损和无效呼吸模式。

③心脏组织灌注改变。

2. 潜在表现

（1）心包炎

①前胸、颈部、背部或手臂的疼痛。

②呼吸急促。

③腿脚肿胀。

④心包摩擦音。

（2）心肌炎

①气短。

②疲劳。

③心悸。

（3）动脉粥样硬化性心肌梗死

①沉重、烧灼、窒息、挤压或压榨样疼痛，可以辐射到左肩。

②气短。

③虚弱。

④消化不良。

⑤恶心、呕吐。

（4）胸膜炎

①呼吸急促。

②胸痛，尤其是深吸气时疼痛加剧。

（5）瓣膜性心脏病

①心脏杂音。

②瓣膜功能障碍。

（6）静脉血栓

① Homans 征阳性。

②疼痛、肿胀、发炎、红肿和皮温升高。

③患肢肿胀。

（7）动脉血栓形成

①疼痛或感觉丧失。

②肢体位置感丧失。

③寒冷。

④苍白。

⑤瘫痪、言语丧失。

⑥肢体无脉搏。

3. 护理目标

（1）及时发现患者心脏功能的变化

达到此目标的护理措施如下。

①评估潜在心脏疾患的症状和体征。

②教会患者识别心血管系统受累的先兆及症状。

③心血管药物的健康指导。

④指导患者健康饮食和规律的运动。

（2）保持足够的气体交换和采用有效的呼吸模式

达到此目标的护理措施如下。

①评估呼吸的质量和深度，听诊呼吸音。

②指导患者掌握呼吸放松技术，充分休息，必要时使用止痛药。

③戒烟。

（3）确保组织灌注

达到此目标的护理措施如下。

①评估皮肤的颜色和温度，检查皮肤的损害。

②在指甲床上进行毛细血管再灌注检查。

③评估有无肢体水肿和疼痛。

④强调不吸烟的重要性。

⑤教给患者足部护理的基本知识。

⑥教患者避免寒冷，保持手和脚的温暖，特别是在冬季。

⑦指导患者向医生报告血管损伤的体征和症状，包括皮肤颜色或感觉的改变、皮损的外观。

（4）认识血栓形成的体征和症状，及时就医

达到此目标的护理措施如下。

①让评估有血栓高危的患者进行踝泵运动。

②指导患者认识潜在的静脉或动脉血栓的体征和症状。

③一旦出现血栓症状及体征需抬高肢体制动，避免摒便、剧烈咳嗽等增加循环系统压力的任何动作。

（五）肾损害

肾损害是 SLE 最常见、最严重的临床表现。SLE 患者肾活检肾受累几乎100%，其中45%～85%的患者有肾脏损害的临床表现。慢性肾衰竭是导致 SLE 患者死亡的常见原因。可以通过肾活检来评估 SLE 患者肾脏疾病的活动，决定

药物治疗和判断预后。

狼疮肾炎目前主要还是基于肾脏疾病的类型及活动性，根据急性期治疗严重威胁生命的疾病及慢性期维持缓解的处理原则，分为诱导缓解和维持治疗两个阶段。活动性、广泛局灶增生性特别是伴有坏死性损害病变及弥漫增生性疾病的患者通常应积极接受免疫抑制治疗，主要治疗药物有糖皮质激素、环磷酰胺（CTX）、霉酚酸酯（MMF）、硫唑嘌呤等。后期治疗采用血液透析或者肾移植等手段。

1. 潜在肾脏损害表现

（1）肾病体征和症状

①血尿（每个视野内红细胞数量大于5个）。

②蛋白尿（＞1+）。

③无菌性脓尿。

④肌酐升高。

⑤血尿素氮（BUN）升高。

⑥体重增加。

⑦踝关节水肿。

⑧高血压。

（2）肾衰竭

①恶心、呕吐。

②厌食。

③贫血。

④嗜睡。

⑤皮肤瘙痒。

⑥意识改变。

（3）体液和电解质失衡

①体重增加。

②肢体低垂部位的凹陷性水肿。

③会阴部水肿。

④脉搏搏动、血压升高、病理性第三心音奔马律。

⑤颈及手背静脉充盈。

⑥呼吸困难。

⑦肺部啰音。

⑧发绀。

⑨红细胞压积降低。

⑩尿比重＜1.010。

⑪血清钠水平的变化。

⑫血浆渗透压＜275 mOsm/kg。

2. 护理问题

①肾功能受损。

②水电解质紊乱。

③尿路感染。

3. 护理目标

（1）及时认识肾损害，预防并发症

达到此目标的护理措施如下。

①评估、记录患者的主诉及症状。

②指导患者辨别肾脏受累的症状，如面部浮肿、"泡沫"尿（蛋白尿）、茶色尿（血尿）、尿频、夜尿增多等，并及时向医生报告。

③评估患者有无心力衰竭的早期症状。

④根据病情制订饮食计划。

⑤指导患者服用药物。

⑥必要时联同肾脏病专家，强调后期治疗的重要性。

（2）减少液体潴留和水肿

达到此目标的护理措施如下。

①监测电解质。

②评估呼吸音，并指导患者发现气短或呼吸困难的症状。

③指导患者保持体液平衡。

④监测患者水肿症状和体征。

⑤每日称体重以监测液体潴留情况。

⑥监测患者的血压，并指导患者掌握血压监测方法。

（3）减少感染风险

达到此目标的护理措施如下。

①教患者识别尿路感染的体征和症状。

②健康教育，告知免疫治疗药物可能掩盖通常的感染症状。

③指导患者保持会阴部清洁，注意个人卫生，预防尿路感染。

④指导患者使用药物治疗尿路感染。

（六）神经系统症状

SLE 具有神经系统病变和精神障碍的即为神经精神性狼疮，也就是通常所说的狼疮脑病，是 SLE 的主要临床表现之一，严重的中枢神经系统损害是仅次于肾脏疾病和感染造成患者死亡的重要原因。神经精神性狼疮患者临床表现多种多样，主要包括脑血管病变、狼疮性头痛、癫痫发作、各种运动障碍、脊髓病、周围神经病、脑神经麻痹和自主神经病等类型。SLE 患者的精神异常表现包括精神病样反应、情感障碍、器质性脑病综合征、认知损害、生物节律紊乱及自主神经紊乱等。

出现神经精神症状时，需针对脑和脊髓进行相应的检查，如进行头颅或脊髓的 CT 或核磁共振（MRI）、脑电图、腰穿脑脊液检查。脑脊液的检查有助于临床诊断及与结核、细菌、真菌或病毒等的中枢神经系统感染进行鉴别诊断，对判断病情也非常重要。通常神经精神性狼疮患者的脑脊液异常有压力轻至中度升高，白细胞数正常或轻度升高，蛋白升高明显，脑脊液中免疫球蛋白合成率和免疫复合物升高等。

一旦确诊神经精神性狼疮，需给予患者积极有效的治疗。目前，国际上和我国多采用大剂量糖皮质激素冲击治疗，同时联合使用免疫抑制剂。如果精神症状严重，还应进行相应的抗精神异常治疗。大剂量静脉注射丙种球蛋白也可使用。

1. 中枢神经系统紊乱症状

（1）常见的中枢神经系统症状

①头痛。

②反应迟钝。

③惊厥。

④精神病性症状。

⑤麻木。

⑥瘫痪。

⑦昏迷。

⑧失语。

（2）脑神经疾病

①视力缺陷。

②失明。

③眼球震颤（眼球的受累运动）。

④上睑下垂（眼睑下垂）。

⑤视盘水肿。

⑥耳鸣。

⑦眩晕。

⑧面瘫。

（3）脊神经疾病

脊柱横断性脊髓炎。

（4）认知障碍

①反应迟钝。

②长期和短期记忆受损。

③认知困难。

④定向力障碍。

⑤专注力缺失。

（5）精神变化

①抑郁。

②焦虑。

③情感障碍。

④情绪波动。

⑤躁狂（尤其是使用糖皮质激素后）。

（6）罕见的中枢神经系统表现

①脊髓炎。

②运动障碍。

2.护理问题

①心理状态、认知和知觉的改变。

②日常功能的改变和家庭角色的缺失。

③有受伤的危险。

3.护理目标

（1）指导患者独立有效地进行日常活动

达到此目标的护理措施如下。

①评估和记录患者的精神状态，包括一般表现，不寻常的身体动作，语言功能，对时间、地点、人物的定向力情况，长期和短期记忆，对自我和环境的描述，情绪是否稳定，解决问题的能力，有无抑郁，以确定患者的能力。

②支持患者对日常活动和决策的控制，如鼓励患者计划和参与日常生活。

③鼓励患者讨论疾病对个人生活和应对方式的影响，允许宣泄不良情绪。

（2）帮助患者获得家庭和社区支持服务

达到此目标的护理措施如下。

①评估患者的支持系统，讨论进一步的支持方案。

②寻求家庭成员支持。

③帮助患者和家庭成员掌握应对技能。

④鼓励患者和家庭成员进行专业咨询。

⑤寻求社区慢性病支持系统的帮助。

（3）减少意外伤害发生

达到此目标的护理措施如下。

①协助患者和家人识别与清除环境中潜在的危险物品。

②让家庭成员参与制订患者的护理和安全措施。

③评估患者自我管理疾病能力。

（七）消化系统症状

SLE 患者的胃肠道（GI）问题是常见的，症状从不适主诉到威胁生命的肠穿孔，表现不一，食欲不振、恶心、呕吐和腹泻可能与使用水杨酸盐、非甾体抗炎药、抗疟药、糖皮质激素、细胞毒性药物有关。

出现急性腹痛、食道动力障碍和压痛的 SLE 患者需要进行立即、积极和全面的评估，以排除急腹症。大约 5% 的 SLE 患者继发血管炎后会并发胰腺炎，腹水是比较少见的，肠系膜或肠道血管炎可能会危及生命，出现阻塞、穿孔或梗死的并发症，1/3 的 SLE 患者因为狼疮、感染或使用药物导致肝酶升高。

1.胃肠道表现

（1）一般表现

①口干（干燥综合征）。

②食欲不振。

③恶心、呕吐。

④腹泻。

⑤吞咽困难。

（2）胰腺炎

①轻度非特异性腹痛至严重向背部放射的上腹部疼痛。

②恶心。

③呕吐。

④血清淀粉酶水平升高。

⑤脱水。

（3）腹水

①腹胀。

②蛙状腹。

③肚脐饱满突出。

（4）肠系膜及肠系膜血管炎

①痉挛性疼痛。

②呕吐。

③发热。

④弥漫性腹痛。

（5）营养不足

①消瘦，体重减轻或 BMI 指数小于 18.5。

②实验室检测白蛋白低于正常值。

2. 护理问题

①在药物治疗或疾病过程有关的胃肠功能改变。

②营养缺乏。

3. 护理目标

（1）最大限度地减少药物引起的胃肠道不良反应

达到此目标的护理措施*请参阅第六章和第十一章第八节*。

（2）减少胃肠道并发症

达到此目标的护理措施如下。

①评估患者是否有胃肠道问题。

②监测实验室检查结果。

③建议采用可以增加舒适度的措施，如服用咽喉止痛药、盐水漱口或少量多餐。

④指导患者识别急腹症，及时处理。

⑤必要时与营养师一起制订饮食方案。

（3）维持患者良好的营养状况

达到此目标的护理措施*请参阅第十一章第四节*。

（八）眼部损害症状

眼部损害发生在大约 20% 的 SLE 患者中。一般来说，眼部损害与狼疮本身的炎症过程有关，也可能是药物治疗（糖皮质激素、抗疟药）引起的，或可能是一个单独的问题（青光眼或视网膜脱离），但 SLE 引起的失明很少见。

1. 眼部损害

①眼睑上可能会出现皮疹。

②干眼症。

③葡萄膜炎和巩膜炎。

④细胞样小体。

⑤由糖皮质激素引起的青光眼和白内障。

⑥抗疟药会损害视网膜，损伤视力（尤其是色觉），极少数会导致失明。

2.眼部损害表现

①眼睑皮疹。

②红眼。

③泪液减少，干眼。

④分泌物增多。

⑤畏光。

⑥视觉变化。

⑦视觉模糊。

⑧晶状体浑浊。

⑨眼睛烧灼感。

3.护理问题

①眼部不适。

②视力损害。

③潜在意外伤害。

④自理缺陷。

4.护理目标

（1）尽量减少不适

达到此目标的护理措施如下。

①鼓励患者表述眼部问题。

②指导患者使用人工泪液治疗干眼症，增加舒适度和预防角膜擦伤。

③指导患者使用滴眼液。

（2）预防眼部损伤或失明

达到此目标的护理措施如下。

①评估患者的视力变化和损伤。

②加强与眼科医生的合作。

（3）完成日常活动

达到此目标的护理措施如下。

①提供社会支持服务和组织。

②*请参阅本章神经系统损害中的护理措施。*

（4）减少潜在伤害

达到此目标的护理措施，*请参阅本章神经系统损害中的护理措施。*

（九）营养

SLE 患者因为药物治疗及并发症引起营养状态的改变，包括类固醇引起的骨质疏松症或糖尿病、心血管疾病和肾脏疾病，有特殊营养需求。为了使 SLE 患者保持最佳健康状态，护士必须与患者、营养师和医生密切合作，制订针对患者的个性化营养计划。

1. 营养问题

①体重变化。

②食欲减退。

③厌食症。

④皮肤干燥、粗糙。

⑤头发干枯易折断。

⑥肌肉含量减少。

⑦肌肉张力差。

⑧便秘或腹泻。

⑨易激惹。

⑩疲劳及缺乏能量。

⑪牙龈发炎或出血。

2. 护理问题

①体重变化。

②厌食症。

③ SLE 患者因药物治疗及并发症引起营养状态的改变，如骨质疏松症、糖尿病等。

3. 护理目标

（1）确定患者营养状态改变的原因

达到此目标的护理措施如下。

①对患者进行身体评估，包括体重、身高和体脂百分比。

②评估患者的营养摄入量。

③评估患者目前使用的药物和剂量。

④评估有无引起狼疮复发的食物，确定饮食和营养摄入量。

⑤评估患者营养缺乏症的症状，包括骨质疏松症、糖尿病、心血管和肾脏疾病。监测实验室测定的血红蛋白、红细胞压积、血清铁蛋白、血清铁、总胆固醇、高密度脂蛋白、低密度脂蛋白、甘油三酯和血浆蛋白水平。

⑥评估患者的抑郁症状和体征。

⑦评估患者的营养知识和对健康饮食的理解。

⑧评估患者购买和准备食物的能力。

⑨评估患者的活动水平。

⑩评估可能影响患者饮食营养的文化、社会经济和宗教因素。

（2）对患者进行健康饮食教育，防止营养缺失

达到此目标的护理措施如下。

①鼓励患者保持健康的饮食，不要轻易相信民间食疗偏方。

②向患者介绍关于均衡饮食的基本知识及其在慢性狼疮疾病中的重要性。

③让患者铁缺乏时服用铁剂。

④如有必要，建议补充维生素和矿物质。

⑤将患者转介到营养师那里，以帮助其制订与 SLE 相关的严重疾病的饮食计划。

第五章

相关临床问题及护理

第一节　合并感染

近年来，SLE 的预后虽然有显著的改善，但是 SLE 的病死率仍维持在较高的水平。各种并发症导致的死亡已经高于 SLE 的直接病死率，各种感染是最主要的原因。一方面，SLE 患者存在多方面的免疫功能异常，包括免疫球蛋白缺陷、趋化功能和吞噬功能缺陷、补体消耗、细胞免疫功能异常等，使 SLE 患者对感染的抵抗力下降，更容易患各类感染；另一方面，糖皮质激素和其他免疫抑制剂增加了 SLE 患者的感染发生率，并加重了感染的严重程度。

SLE 患者常见感染部位包括泌尿道、呼吸道及皮肤，一些特殊部位虽不常见，但临床危害较大，诊断也较困难，应受到重视，如心包感染、感染性心内膜炎、中枢神系统感染等，病毒感染也很常见，通常为带状疱疹和巨细胞病毒感染。

SLE 并发结核感染的发病率显著高于普通人群，病死率亦明显高出普通人群。多器官受累及进行甲泼尼龙冲击的患者感染结核杆菌的风险更高。由于 SLE 患者免疫功能低下及治疗药物的因素，除肺结核感染外，其他部位的结核也不少见，如肠结核、结核性脑膜炎、皮肤结核和骨结核等。SLE 患者结核杆菌感染的临床症状可能不典型，给诊断带来困难。

真菌感染近年来发病率逐渐升高，其对 SLE 患者的危害也逐渐受到重视。常见的如念珠菌感染引起鹅口疮、食管念珠菌感染。SLE 患者并发隐球菌性脑膜炎通常起病隐匿，表现为持续头痛并逐渐加重，大多有发热，如不能及时予以特异性抗真菌治疗则病死率极高。SLE 患者并发毛霉菌感染时常有中枢神经系统累及，预后极差。SLE 患者并发曲霉病时可出现发热与咳嗽，痰液中可发现菌丝，应通过组织学检查寻找菌丝以确诊。肺孢子虫病感染在 SLE 患者并不少见，严重感染者甚至直接危及生命。

感染的首要症状仍是发热，而 SLE 原发病本身也是以发热为基本特征，因而感染的相关症状与 SLE 活动的相关临床表现常常难以区分。贸然增加激素剂量和给予免疫抑制治疗常常会加重感染，甚至危及生命。临床医生常常困扰是考虑 SLE 疾病活动而强化免疫治疗还是考虑并发感染而给予抗感染治疗。对反复发热，常规激素剂量疗效不佳的，患者应警惕感染的存在，不宜贸然增加激素剂量。

确定 SLE 患者并发感染的诊断关键是找到病原体。尽早地进行微生物的相关检测，如细菌涂片和培养、结核菌相关的 T-SPOT 检测、隐球菌相关的乳胶凝集试验等。有时微生物检测需要反复进行，必要时应当结合 X 线、CT 等影像学检查结果。

1. 感染症状

（1）呼吸道感染

①咽喉痛。

②打喷嚏。

③发热。

④阵发性咳嗽。

⑤流鼻涕。

⑥寒战。

⑦背部和肌肉酸痛。

⑧呼吸困难。

⑨哮鸣音、啰音。

⑩恶心。

⑪呕吐。

（2）尿路感染

①发冷。

②发热。

③尿痛。

④恶心。

⑤呕吐。

⑥尿频。

⑦排尿困难。

⑧血尿。

（3）皮肤感染

①皮损。

②皮肤结节、红斑。

③肿胀。

④压痛或疼痛。

⑤皮肤溃疡。

2. 护理问题

①感染风险增加。

②发热。

3. 护理目标

（1）减少感染的发生

达到此目标的护理措施如下。

①评估患者目前使用的药物，特别是那些容易引起感染的药物，如糖皮质激素和免疫抑制剂。

②指导患者注意个人卫生及掌握手卫生技术。

③指导患者识别感染的迹象和症状。

④鼓励患者均衡饮食，改善免疫功能。

⑤指导患者尽量少去人员集中场所，远离感染人员。

⑥居室通风，定期消毒。

⑦指导患者使用个人防护工具，外出戴口罩。

（2）帮助患者获得免疫相关知识，提高对免疫的认知

达到此目标的护理措施如下。

①评估患者目前的免疫状况。

②指导患者通过免疫调节降低感染概率。

③谨慎注射流感等疫苗。

④*请参阅第十一章第十节。*

第二节　骨质疏松

在病情活动期，SLE 本身即可导致骨质疏松，在治疗中绝大多数患者需要长期应用激素，因此，糖皮质激素诱导的骨质疏松症也不容忽视。

骨质疏松症最大的危害是骨折，常见有椎体压缩性骨折、股骨上段骨折和桡骨远端骨折。以发生股骨上段骨折为例，由于各种并发症，一年之内的死亡率可达 20%～25%，致残者生活不能自理，将给社会、家庭和个人带来极大的负担和痛苦。多数骨质疏松患者症状隐匿，不少患者在进行 X 线检查时方发现骨质疏松，部分患者诉有腰背、酸痛、乏力、肢体抽搐或活动困难，严重者可有骨骼疼痛、轻微活动即可发生脊柱、肋骨、髋部、肢体或脚踝的骨折。作为 SLE 患者，要保证营养和足够的钙摄入，适当的负重体育活动，戒烟，避免酗酒和摄入过多咖啡因。

目前，临床医师会给 SLE 患者定期抽血、留尿监测骨代谢指标，并通过骨密度和 X 线检查随访骨质疏松的进展。与普通妇女常见的骨质疏松症相比，SLE 患者出现骨质疏松的发病年龄更年轻化、更容易在骨量丢失不甚明显的情况下发生骨折，更具有隐蔽性，因此，SLE 患者的骨质疏松症更应得到重视。

一、护理诊断

①疼痛：与骨质疏松有关。

②有受伤的危险：与骨质疏松导致骨质脆性增加有关。

③知识缺乏：缺乏预防和治疗骨质疏松的相关知识。

④潜在并发症：骨折。

二、护理目标

教会患者识别骨质疏松的症状，积极处理，并发症发生后能得到及时治疗与处理。

三、护理措施

①提供安全环境、预防跌倒：居室和浴室地面保持干燥，灯光明暗合适，过道避免有障碍物等。

②合理膳食：增加含钙质和维生素 D 的食物，补充维生素 A、维生素 C 及铁，适度摄取蛋白质和脂肪，戒烟、酒。

③疼痛的护理：使用硬板床，卧床休息数日一般疼痛可缓解，疼痛部位应用湿热敷可促进血液循环，减轻肌肉痉挛，局部肌肉按摩可缓解肌肉僵直引发的疼痛，必要时遵医嘱应用止痛药。

④用药护理：服钙剂应同服维生素 D；使用二磷酸盐制剂应空腹，服后立即饮水 200～300 mL，服药后 0.5 h 不进食、不平卧，嘱不咀嚼不吸吮药片。

⑤指导患者进行适度负重运动。

⑥评估激素类药物的使用情况，在专科医生的指导下调整用量。

⑦协助患者定期检测骨密度等检查，评估骨含量情况。

⑧如有突发的异常疼痛症状及时就诊，注意疼痛肢体及部位的固定与保护。

第三节　类固醇性糖尿病

一、概述

类固醇性糖尿病是内源性肾上腺皮质激素分泌过多或外源性糖皮质激素所引起的糖代谢紊乱综合征，在世界卫生组织（World Health Organization，WHO）糖尿病诊断及分型（2010）中属于特殊类型范畴，亦被称为继发性糖尿病。

在长期接受激素治疗的 SLE 患者中，糖尿病的发生率为 8.8%，严重患者治疗不当可出现酮症酸中毒，甚至威胁生命。

二、危险因素

类固醇性糖尿病危险因素包括年龄、肥胖、糖尿病家族史、糖皮质激素的剂量、疗程和制剂种类、体内维生素 D 及其活性代谢物不足。

三、临床表现

①起病较快，既往无糖尿病史的人群在糖皮质激素治疗后 2～3 周可出现糖耐量异常。

②病情相对较轻，症状不典型。很多患者并没有明显口干、多饮、多尿、多食、消瘦等症状或无症状，多在体检时才得以发现。有多尿、多饮、多食等症状的患者，有时易误诊为服用激素的正常代谢反应，需加以注意。

③肾排糖阈值降低，血糖值和尿糖值不成比例。

④对胰岛素治疗反应不一，部分患者胰岛素抵抗很明显，需要较大剂量的胰岛素方可有效控制血糖。

⑤停用激素后，许多患者的高血糖能够逐渐缓解，但也有部分患者无法恢复正常，这往往提示病情不可逆转。

⑥微血管病变少见。

四、诊断

既往无糖尿病史，在应用糖皮质激素治疗原发疾病过程中出现血糖升高，同时达到糖尿病标准者应高度怀疑类固醇性糖尿病，可参考患者家族史，并依据其他代谢综合征组分加以判断，还可参考美国糖尿病协会的诊断标准（表 5-1）。有些 2 型糖尿病患者或者糖耐量异常的个体，在使用糖皮质激素后诱发糖代谢的进一步紊乱，这类患者停用激素后血糖往往无法恢复正常，这对类固醇性糖尿病的鉴别诊断具有一定参考价值。

表 5-1　美国糖尿病协会（ADA）在 2010 年糖尿病诊疗指南中的诊断标准

1. 糖化血红蛋白 ≥ 6.5% 或
2. 空腹血糖（FPG）≥ 126 mg/dL（7.0 mmol/L）。空腹是指至少 8 h 无热量摄入 或
3. 有高血糖的典型症状，如多尿、多饮及不明原因的体重减轻，且随机血糖 ≥ 200 mg/dl（11.1 mmol/L） 或
4. 进行口服葡萄糖耐量试验（OGTT）时，2 h 血糖 ≥ 200 mg/dL（11.1 mmol/L）。该检测应当按照世界卫生组织的标准，需将 75 g 无水葡萄糖溶于水后饮用

　　注：如果无高血糖症状，两次诊断试验（于不同的 2 d 进行）结果都达到诊断标准才可明确诊断为糖尿病。

五、治疗

　　总的原则是以继续治疗原发病为主，在病情允许的情况下尽量减少糖皮质激素（GC）剂量和缩短疗程。临床上，选择 GC 治疗时要充分考虑风险 / 效果之比，严格掌握适应证和禁忌证，在控制病情活动和药物毒性之间寻求最适宜的药物种类。年龄、糖尿病家族史、肥胖等 2 型糖尿病的易患因素，同样是类固醇性糖尿病发生的高危因素，对于拥有这些危险因素的高危人群要慎用，一旦应用要加强对血糖的监测。GC 导致的高血糖状态如不及时处理，将不利于患者原发病的控制，并易并发感染，严重者甚至会发生非酮症高渗性糖尿病昏迷、酮症酸中毒。因此，积极控制血糖是十分重要的。

　　类固醇性糖尿病的治疗原则同 2 型糖尿病，包括饮食和运动治疗，选择合理降糖药物等，必要时使用胰岛素替代或强化治疗。

　　血糖控制目标：类固醇性糖尿病的血糖应控制在接近或略高于正常水平，这样既可预防急性并发症，改善原发病预后，又可减少低血糖发生。一般认为，保持空腹血糖 6.7 ~ 7.8 mmol/L，餐后 2 h 血糖 < 11.1 mmol/L，睡前血糖 < 7.8 mmol/L 即可。老年人、对低血糖反应迟钝者及 GC 疗程短者血糖控制目标可适当放宽。

（一）科学的生活方式

与 1 型、2 型糖尿病一样，饮食和运动仍旧是类固醇性糖尿病降糖治疗的基石，应该合理地运用于所有患者，但要注意评价患者的原发疾病是否能够接受运动疗法。饮食中适当增加具有生物活性的脂类如 ω-3 不饱和脂肪酸、中链脂肪酸等，减少含食品添加剂的食物，因食品添加剂中甲基乙二醛是形成糖尿病慢性并发症主要病因之一的糖基化终末产物的主要促进因素。此外，戒烟少酒。近年来研究显示活性维生素 D 和钙质的补充可显著降低糖尿病患者的糖化血红蛋白水平和体重，有利于改善胰岛素抵抗。对于狼疮患者因避免光照而导致体内维生素 D 不足，更应适当补充维生素 D 和钙质。

（二）口服药物治疗

当饮食和运动疗法不能很好地控制血糖，应考虑开始加用口服降糖药干预。

目前所有类型的口服降糖药都可以用于类固醇性糖尿病患者。但由于 SLE 患者往往存在多系统损害，用药时应结合患者自身情况合理用药。临床常用的口服药物如下。

1. 胰岛素促泌药

（1）磺酰脲类促泌药（sulfonylureas，SUs）

SUs 是胰岛素促泌药，通过与胰岛 β 细胞膜上磺酰脲类受体（sulfonylurea receptors，SUR）结合，从而促使胰岛素分泌。老年患者或以餐后血糖升高为主者宜选用短效类，如格列吡嗪、格列喹酮；狼疮肾病轻、中度肾功能不全者可选用格列喹酮；病程较长、空腹血糖较高、肝肾功能正常的患者可选用中长效类药物；伴有心脏病者为防止磺脲类药物破坏心肌缺血预适应，应选用对心脏磺脲类受体亲和力低者，如格列齐特。

（2）非磺酰脲类促泌药

该类药物是新型的胰岛素促泌药，包括苯甲酸类衍生物瑞格列奈和 $D-$ 苯丙氨酸类衍生物那格列奈，主要用于控制餐后血糖，又被称为胰岛素分泌模式调节药。其特点：①半衰期短（1 h），为短效制剂。②起效快，进餐时服用。因此，有人称其为餐时血糖调节药，对控制全天血糖波动、减少并发症、保护胰岛 β 细胞有重要意义。③对体重影响不明显。④轻、中度肾功能不全不引起药物蓄积，安全性良好，但重度肾功能不全者禁用。

2. 双胍类

双胍类药物根据其药理机制可以增加外周组织糖的利用，减少肝糖输出，改善胰岛素抵抗，理应是很好的选择，但该类药物通过无氧酵解增加乳酸的产生，且以原型经肾排泄，常见胃肠道反应。用药时应避免用于有慢性缺氧和乳酸代谢排泄减慢的疾病，如呼吸系统疾病、肝肾功能不全及胃肠道疾病者。

3. α- 糖苷酶抑制药

主要包括阿卡波糖、伏格列波糖，其作用靶点为小肠上段上皮细胞刷状缘上的 α- 糖苷酶，通过竞争性和可逆性抑制作用阻断淀粉和低聚糖（如蔗糖、糊精、麦芽糖）等糖类裂解成单个葡萄糖，从而延缓葡萄糖在肠道内的吸收，改善餐后高血糖。当狼疮累及胃肠道，出现腹痛、腹泻等症状的患者应避免使用，此外，肾功能不全（血肌酐 > 2.0 mg/dL）者禁用。

4. 胰岛素增敏药

噻唑烷二酮类（thiazolidinediones，TZDs）通过增强肝、肌肉、脂肪组织对胰岛素的敏感性，提高胰岛素的活性，从而达到降糖效果，主要包括曲格列酮、罗格列酮、吡格列酮。对于类固醇性糖尿病改善胰岛素抵抗可能是针对病理生理学的治疗，更为科学合理，但 TZD 类药物发挥作用比较慢，通常至少需要 3 个月的疗程。因此，那些只短期运用糖皮质激素的患者不需要选用此类药物，而对于长期糖皮质激素治疗者为不错的选择。

（三）胰岛素治疗

出现下列情况之一应考虑胰岛素治疗：①口服降糖药物效果不好，空腹血糖 > 8.5 mol/L 或糖化血红蛋白 > 8.0%；②肝肾功能损害；③患者处在发热、感染等应激状态。

1. 胰岛素和胰岛素类似物

（1）胰岛素剂型

根据作用时间，胰岛素可分为短效胰岛素、中效胰岛素、长效胰岛素等剂型（表 5-2）。

表 5-2　胰岛素剂型

作用类别	注射途径	作用时间（h）			注射时间
		开始	最强	持续	
短效 普通（正规）胰岛素（regular insulin）	静脉	即刻	0.5	2	按病情需要餐前 0.5 h，每日 3～4 次
	皮下	0.5～1	2～4	6～8	
锌结晶胰岛素（crystalline zincinsulin）	静脉	即刻	0.5	2	按病情需要餐前 0.5 h，每日 3～4 次
	皮下	0.5～1	4～6	6～8	
半慢胰岛素锌悬液（semilente insulin）	皮下	1～2	4～6	12～16	同上，每日 2～3 次
中效 慢胰岛素锌悬液（lente insulin）	皮下	2～3	8～12	18～24	早餐（晚餐）前 1 h，每日 1～2 次
中性鱼精蛋白锌胰岛素（neutral protamine hagedorn，NPH）	皮下	3～4	8～12	18～24	同上
长效 特慢胰岛素锌悬液（ultralente insulin）	皮下	5～7	16～18	30～36	早餐（晚餐）前 1 h，每日 1 次
鱼精蛋白锌胰岛素（protamine zinc insulin）	皮下	3～4	14～20	24～36	同上

（2）胰岛素类似物

目前用于临床的有门冬胰岛素（商品名：诺和锐）、赖脯胰岛素（商品名：优泌乐）和赖谷胰岛素（商品名：格鲁锌胰岛素）3 种超短效胰岛素类似物，其特点是弥补了常规胰岛素起效时间偏慢、作用时间偏长的缺点，使其使用更为方便，可在餐前 5 min 甚至餐后注射，并能良好地控制餐后血糖，降低了低血糖的发生率。

甘精胰岛素和地特胰岛素是两种超长效的胰岛素类似物，可以提供机体 1 d 所需的基础胰岛素，由于其全天没有明显的峰值，故低血糖尤其是夜间低血糖的发生率也明显降低。

（3）预混胰岛素的种类

30R：30% 短效胰岛素和 70% 中效胰岛素的混合液。

50R：50% 短效胰岛素和 50% 中效胰岛素的混合液。

诺和锐 30：30% 可溶性门冬胰岛素和 70% 精蛋白门冬胰岛素。

优泌乐 25：赖脯胰岛素 25%，精蛋白锌赖脯胰岛素 75%。

优泌乐 50：赖脯胰岛素 50%，精蛋白锌赖脯胰岛素 50%。

2. 治疗模式

（1）如患者空腹血糖水平正常或轻微升高，以餐后血糖水平升高为主

①早餐前中效或预混 30R（或 50R），每日 1 次治疗。

②早餐前中效或预混 30R（或 50R），晚餐前短效或速效。

③三餐前短效或速效。

（2）如患者空腹和餐后血糖水平均升高

①早、晚餐前预混 30R 或 50R。

②早、晚餐前预混 30R 或 50R + 睡前预混中效或长效。

③三餐前短效 + 睡前中效或长效，每天 4 次治疗。

胰岛素剂型、治疗模式可根据临床特点灵活选择。起始剂量通常为 20 ～ 30 U/d，以后根据血糖水平及时调整。

（3）胰岛素泵

胰岛素泵能模拟人体胰腺的分泌功能，按照所需剂量将胰岛素持续地推注到患者的皮下，保持全天血糖稳定，以达到控制糖尿病的护理目标。

随着诊疗技术的提高，SLE 患者的生存年限显著延长，类固醇性糖尿病发病率增加，病情趋于复杂，应给予足够的重视。针对糖尿病高危人群，确需使用 GC 者，应加强血糖和糖尿病相关并发症的监测，同时应加强糖皮质激素的基础研究，积极研发抗炎作用强而对糖代谢影响较小的新型类固醇激素。

六、护理

（一）护理问题

①营养失调低于机体需要量：与胰岛素分泌不足所致糖、蛋白质、脂肪代谢异常有关。

②活动无耐力：与糖代谢障碍、蛋白质过多分解消耗有关。

③有感染的危险：与血糖高、机体抵抗力降低有关。

④潜在并发症：酮症酸中毒；低血糖反应。

⑤知识缺乏：缺乏糖尿病的有关饮食、活动、用药等方面的知识。

（二）护理目标

①维持血糖在合适范围。

②避免并发症的发生。

③帮助狼疮患者获得相关知识。

④无相关感染的发生。

（三）护理措施

1. 饮食护理

严格按糖尿病饮食进餐，注意三餐热量的分配和食物的选择。

2. 运动护理

①患者要长期坚持有规律的体育锻炼。

②锻炼形式应为有氧活动，患者可选择步行、骑自行车、健身操及家务劳动等。

③不良反应及其预防。

a. 常见不良反应。包括低血糖、高血糖、酮症、心血管意外和运动系统损伤。不良反应的发生主要与活动强度、时间、活动前进餐时间、食品种类、活动前血糖水平及用药情况有关。

b. 不良反应的预防：1 型糖尿病患者在活动前须少量补充额外食物或减少胰岛素用量。活动量不宜过大，时间不宜过长，以 l5 ～ 30 min 为宜。

此外，为避免活动时受伤，应注意活动时的环境。活动时最好随身携带甜点及病情卡，以备急需。

3. 药物护理

（1）口服降糖药物的护理

①教育患者按时按剂量服药，不可随意增量或减量。

②观察药物的疗效及不良反应。通过观察血糖、糖化血红蛋白等评价药物疗效。

口服磺脲类药物应观察有无低血糖反应。

（2）胰岛素治疗的护理

胰岛素治疗的不良反应包括低血糖反应、胰岛素过敏和注射部位皮下脂肪萎缩或增生。低血糖多见于 1 型糖尿病患者。发生低血糖时，患者出现头昏、心悸、多汗、饥饿甚至昏迷。一旦发生，应及时检测血糖，并根据病情进食糖类食物或静脉推注 50% 葡萄糖。胰岛素过敏的表现以注射部位局部瘙痒、荨麻疹为主。为避免因注射部位皮下脂肪改变而导致胰岛素吸收不良，应有计划地改换注射部位。

4. 预防感染

①加强口腔护理，预防感染。

②进行皮下注射时，严格无菌操作，防止伤口感染。

③预防糖尿病足关键是预防皮肤损伤和感染。

5. 并发症的护理

（1）酮症酸中毒的护理

护士应准确执行医嘱，以确保液体和胰岛素的输入。应密切观察患者的意识状况，每 1～2 h 留取标本送检尿糖、尿酮体及血糖、血酮体等。

（2）低血糖的护理

当患者出现强烈饥饿感，伴软弱无力、恶心、心悸甚至意识障碍时，或于睡眠中突然觉醒伴皮肤潮湿多汗时，均应警惕低血糖的发生。发生低血糖时，有条件应先做血糖测定，然后进食含糖食物，静脉推注 50% 葡萄糖和肌注胰高血糖素。

附：皮下注射法

皮下注射法

皮下注射是指将药液注入皮下组织。常用注射部位为上臂及股外侧。部位选择上臂三角肌下缘、上臂外侧、腹部、臀部及大腿外侧方（图5-1）。

一、操作方法

①将用物备齐，选择注射部位，进行皮肤消毒，待干。

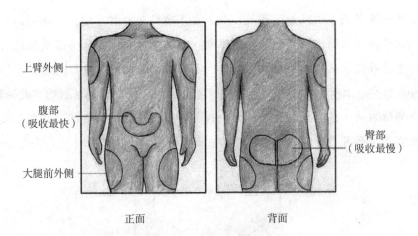

上臂外侧

腹部
（吸收最快）

大腿前外侧

臀部
（吸收最慢）

正面　　　　　　　背面

图 5-1　常用注射部位

图片来源：http://www.sohu.com/a/241606723_100015399。

②将药液吸入注射器，排尽空气，左手绷紧皮肤，右手持注射器，食指固定针栓，针头斜面向上和皮肤呈30°～40°，过瘦者可捏起注射部位，迅速刺入针头的2/3，放开左手固定针栓，抽吸无回血，即可推注药液。

③注射完毕，用棉签轻按针刺处，快速拔针，清理用物。

二、注意事项

①针头刺入角度不宜大于45°，以免刺入肌层。

②尽量避免应用对皮肤有刺激作用的药物进行皮下注射。

③经常注射者，应更换部位，轮流注射。

④注射少于1 mL的药液，必须用1 mL注射器，以保证注入药液剂量准确。

三、胰岛素注射部位选择

①腹部：以患者的一个拳头盖住肚脐（此处勿注射胰岛素，大约脐周5 cm以内），在肚脐两侧约一个手掌宽的距离内注射。在除此以外的腹部注射时，针头容易扎到肌肉。即便体重过重者，其皮下层越往身体两侧越薄。

②手臂：应选择上臂外侧1/4的部位（手臂三角肌下外侧）注射。

③大腿：应选择前面或外侧面进行注射，避免胰岛素针头刺伤血管及神经（因为大腿血管及神经多分布于内侧）。

④臀部：注射部位是从髋骨上缘往下至少10 cm远处（臀部通常为外上方处）。

⑤同一注射点多次注射的弊端：形成皮下硬结和脂肪萎缩；影响胰岛素的吸收，不利于控制血糖；影响个人外观形象；引起患者对注射的恐惧或抵抗，降低对胰岛素治疗的依从性。因此，注射部位要轮转，避免出现以上问题。

⑥在腹部、上臂、大腿外侧和臀部这4个区域之间的轮流注射叫"大轮转"。在每个部位内的小范围轮转叫作"小轮转"。每次的注射点之间应相距1.0 cm，尽量避免在1个月内重复使用1个注射点。4个象限的腹部轮换模式见图5-2。

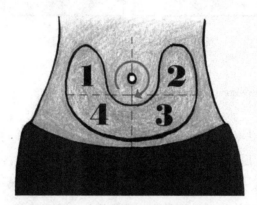

图5-2　4个象限的腹部轮换模式

图片来源：http://www.sohu.com/a/241606723_100015399。

第四节　难愈性皮肤溃疡

自身免疫病患者皮肤溃疡的发生发展与病理性自身免疫发病机制密切相关。目前认为当机体免疫系统对自身抗原的耐受被打破后，机体内的自身抗体或活化的T淋巴细胞通过识别自身抗原而启动一系列免疫反应，导致组织器官的病理性损害。在自身免疫病患者中全身的结缔组织和血管成分是最主要的被攻击的自身抗原，因此病理上出现结缔组织黏液样水肿、纤维蛋白样变性、血管炎、淋巴细胞或浆细胞浸润表现等。由于皮肤中含有丰富的结缔组织和血管成分，因此不管哪种自身免疫病，皮肤都是最常受累的器官之一。这一病理过程构成了自身免疫病皮肤溃疡发生、发展和难以愈合的基础。自身免疫病难愈性溃疡伤口特点是自身免疫反应导致的小血管和结缔组织的无菌性炎症，溃疡伤口可在全身各个部位发生，特别多见于下肢，溃疡伤口极难处理，传统换药方法效果不佳。

自身免疫病合并难愈性伤口的护理情况，需治疗控制基础疾病，使用免疫抑制剂控制自身免疫反应，促使难愈伤口的愈合，通常采用换药方法对伤口进行局部处理，防止伤口继发感染，缓解伤口引起的剧烈疼痛。传统换药方法为干性换药方法，使用油纱布及敷料覆盖伤口，换药效果欠佳，近年来，国际上伤口湿性愈合理论的兴起引导了伤口处理的方向。在伤口湿性愈合理论指导下，出现了系列新型伤口敷料，并在压疮伤口、糖尿病足、下肢静脉性溃疡、腹部手术脂肪液化伤口方面进行了实践及应用研究。

一、湿性伤口愈合理论

1962 年英国的 Winten 博士通过猪体组织研究发现聚乙烯薄膜覆盖伤口使其愈合较快，上皮的形成速率是暴露伤口的 2 倍，随后提出了伤口湿性愈合学说，并发表了具有突破性的研究。1963 年，Hinman 的人体试验显示，密封湿润伤口使表皮再生速度提高了 40% 左右。1990 年，Turner 证实湿润环境能迅速缩小创面，增加肉芽组织形成，促进创面再上皮化。美国约翰·霍普金斯大学 Fonder 等的报告指出以干燥的方式促使伤口愈合一直是伤口处理中的一个误区。在过去的 40 多年中，大量研究报告证明，运用湿性愈合理论治疗慢性伤口能减轻疼痛和避免干痂形成，大大缩短了伤口愈合的时间，降低了伤口污染和感染发生。

二、新型伤口敷料及其适用范围

在湿性伤口愈合理论指导下，出现了系列伤口新型敷料，如水凝胶（清创胶）敷料、藻酸盐敷料、水胶体敷料、水胶体油纱、银离子抗菌敷料等。

1. 水凝胶（清创胶）敷料

水凝胶（清创胶）敷料是一种聚合物，能溶解软化坏死组织，起到自溶清创作用。它具有高内聚性能，主要适用于干燥结痂或有腐烂组织的伤口，也可以用于有少量渗液清洁伤口、填充腔洞及窦道伤。

2. 藻酸盐敷料

藻酸盐敷料添加了亲水能力强的海藻提炼纤维，具有快速吸收能力，且换药时不会引起伤口疼痛；与渗液接触释放钙离子，钙—钠离子交换，起到止血作用，同时在为伤口创造湿润的环境中，起到自溶性清创，促进肉芽组织生长。它主要适用于高渗性伤口。对于黄色渗液多、有深坑的伤口，可用此类敷料填充。

3. 水胶体敷料

水胶体敷料具有优越的渗出液吸收性能，外层半透膜能防水透气，预防二次污染；良好的弹性及黏性，使用方便舒适，有颜色变化系统，能及时提示敷料更换时间。主要有溃疡贴、透明贴、减压贴、溃疡糊等。①溃疡贴，适用于新鲜的浅平肉芽伤口；②透明贴，适用于表浅、渗液少或无渗液的伤口；③减压贴，适用于骨隆突部位的压疮预防及治疗，以减少摩擦；④溃疡糊，适用于黄色期的伤口、有腐烂组织、基底有一定深度的伤口；⑤溃疡粉，适用于红色期任何粘贴困难部位的伤口；⑥水胶体油纱，适用于急性（烧伤、供皮区伤口、术后伤口、皮肤擦伤）、慢性（压疮、下肢溃疡）伤口。

4. 泡沫类敷料

泡沫类敷料由3-D发泡高分子材料构成，能够吸收自身重量的25～30倍渗液，促进肉芽生长；保留局部渗出液，保持伤口湿润；柔软，具有一定厚度，能有效缓冲伤口局部压力。临床上对于伤口处于大量渗出期的患者尤为适用，可以与清创胶、溃疡糊等协同使用。

5. 银离子抗菌敷料

银离子抗菌敷料能持续有效地释放银离子，迅速杀菌，快速大量吸收渗出液，减少皮肤浸渍，保持伤口湿润、自黏性，透气防水，有较强的抗感染功效，能显著加快伤口愈合，缩短疗程并减少瘢痕的形成。适用于烧伤感染伤口、慢性难愈性感染伤口、植皮区创面、中心静脉导管穿刺部位等。

三、伤口红光照射物理疗法

在慢性难愈性伤口的处理方法上，多处报道加用红光照射物理疗法也取得了较好的效果。红光治疗仪通过特殊的滤光片得到 600 ～ 700 nm 为主的红色可见光波段，该波段对人体穿透深，产生更好的治疗效果。它能在较短的时间内促使病变组织蛋白质固化，改善局部血液循环，调节免疫功能，促进局部组织的新陈代谢，并产生一系列良性反应，促使新的鳞状上皮细胞生成，加速对渗出物的吸收，减弱肌张力，从而达到消肿、消炎、镇痛、根除糜烂组织、加速伤口愈合以至去病的护理目标。红光照射物理疗法应用于自身免疫病慢性溃疡患者取得了较多成功经验。

目前，对自身免疫性疾病造成的慢性伤口的研究仍在持续进行中。

四、护理问题

皮肤完整性受损。

五、护理目标

促使皮肤溃疡尽早愈合。

六、护理措施

①评估患者皮肤溃疡情况。

②采用合适的换药方法，如湿性愈合法来促进伤口愈合。

③合理膳食加强营养，促使皮肤溃疡愈合。

④及时处理溃疡伤口引起的疼痛。

⑤调整心理。

⑥抑制免疫反应，促使愈合。

⑦必要时请专业伤口治疗师参与治疗皮肤溃疡问题。

附：家庭自助换药

家庭自助换药

换药本是医院里医务人员做的事，但在一些特殊情况下，如轻伤或伤口长期不愈、病床紧张而住不进医院，或是老弱残疾行动不便时，伤口换药往往需要在家里进行。

医学上通常把伤口分为3类，即清洁伤口、污染伤口和感染伤口。清洁伤口和经过及时处理的污染伤口，一般都能很快愈合。感染伤口指已经存在，并引起组织急性炎症、坏死、化脓的伤口，其中疖、痈等化脓性感染切开引流后的伤口，以及清洁伤口、污染伤口缝合后继发感染的手术切口。家里换药的主要是感染伤口。常见的有中风后瘫痪卧床引起的褥疮感染、分娩时会阴部切口继发性感染、哺乳期妇女急性乳腺炎、胆道和泌尿道手术后各种人造成瘘口、慢性下肢溃疡等。

1. 换药的基本要求及流程

①换药前0.5 h及换药时，不要清扫地面、掸尘，以免污染空气，影响环境清洁。

②操作者必须修剪指甲、洗手，戴帽子要把头发全部遮盖住。口罩要遮住口鼻。现在药店里已有一次性使用的帽子、口罩及换药碗供应，既清洁又方便。换药时不能对着伤口咳嗽、讲话。

③经过消毒灭菌的一次性物品不能超过有效期。换药过程中，如器具、敷料有污染则不可使用，应予以更换。

④打开无菌容器的瓶盖时，瓶盖的内面应朝上，并放在稳妥处，手不可触及内面，用毕立即盖上，避免在空气中暴露过久。

⑤消毒的换药碗内有镊子2把、消毒纱布若干块或者消毒棉球若干，另外还需要配备安尔碘和0.9%氯化钠。患者应选择适当的体位，既要使自己舒服，又要让操作者便于换药。

⑥揭敷料，动作要轻巧，外层敷料可用手去除，内层敷料应用无菌的镊子移除。若敷料已干涸且紧贴创面时，应用生理盐水湿润后再揭。

⑦消毒伤口周围的皮肤。缝合的伤口用消毒棉球由中央向外擦洗伤口周围的皮肤。引流后的感染伤口则是用消毒棉球由外向中央擦洗，一般擦2~3次。注

意消毒棉球不可擦洗伤口内创面。

⑧清洁伤口。用管钳钳住生理盐水棉球轻轻醮伤口内渗出物，使用几只棉球即可醮净。但注意勿将棉球遗留在伤口内。对继发感染的伤口尤其要注意伤口内有无线头等异物，一经发现应及时除去。覆盖消毒纱布或者相应的敷料，妥善固定。

2. 注意事项

除了上述操作必须了解和掌握的外，还有以下几点也值得注意。

①换药前可请医务人员来家里指导、示范。在此基础上应对伤口的类型、大小、深浅、创面有无引流物等情况有充分的了解。

②换药时应观察伤口感染情况，有脓液时及时送医院细菌室做细菌培养和药敏试验，以利于指导抗生素的应用。

③伤口较深、污染严重者应尽早去医院就诊，切勿自行处理。

④换药时间间隔应根据伤口具体情况而定，有引流物者应及时更换敷料，无引流物者可3～5天更换1次敷料。

专科用药

药物治疗对于 SLE 患者是非常重要的。现在已经有了一系列的药物，对 SLE 患者取得良好的治疗效果。一旦确诊，医生将根据患者的病情、年龄、健康、生活方式制订治疗计划。大多数 SLE 患者服用药物后取得了良好的效果，且不良反应较少，应定期进行评估，必要时加以调整或者选择替代药物，以确保疗效。治疗 SLE 患者的目标包括：①抑制炎症反应；②抑制免疫反应；③维持治疗，预防复发；④缓解症状，如关节疼痛和疲劳；⑤减少并发症。

一、非甾体抗炎药

非甾体抗炎药（NSAIDs）包括一大类具有镇痛、抗炎和解热作用的不同化学成分的药物。疼痛和炎症是 SLE 患者的常见问题，非甾体抗炎药通常是轻度 SLE 和轻症器官受累或者无器官受累患者的首选药物。器官受累严重的患者需要更有效的抗炎药和免疫抑制剂。

（一）类型

市场上有 20 多种不同的 NSAIDs，许多新的 NSAIDs 正在开发中。有些是非处方药物，但是大多数药物或其他制剂只能通过处方获得，如双氯芬酸钠（voltren）、吲哚美辛（indocin）、萘丁美酮（relafen）。

（二）作用机制和疗效

非甾体抗炎药的治疗作用通过抑制前列腺素和白三烯发挥作用，在治疗关节疼痛和肿胀及肌肉疼痛方面非常有效，还可用于治疗胸膜炎性胸痛。不同种类的非甾体抗炎药作用机制都相同，但并不是对每个患者都有同样的效果。此外，患者在一段时间内服用一种非甾体抗炎药物无效时，可换用其他 NSAID 类药物。患者在同一时期应只使用一种非甾体抗炎药以免增加不良反应。

（三）不良反应

①胃肠（GI）：消化不良，胃烧灼感，上腹部不适和恶心；较少发生呕吐，厌食，腹痛，消化道出血和溃疡。

②泌尿生殖系统：水钠潴留，肌酐清除率下降，急性肾小管坏死伴肾功能衰竭。

③肝：急性可逆肝损。

④心血管：高血压和中度至重度非心源性肺水肿。

⑤所有的 NSAIDs 可能会增加心肌梗死的风险。

⑥血液系统：通过改变血小板功能改变凝血状态。

⑦妊娠和哺乳期：NSAIDs 应避免在妊娠期前 3 个月使用。NSAIDs 还会分泌到母乳中，故母乳喂养的母亲应谨慎使用。

⑧其他：皮肤出疹，过敏反应，耳鸣和听力损失。

二、抗疟药

这类药物在第二次世界大战期间首次研制，是治疗疟疾的标准药物。研究人员发现，抗疟药也可以用于治疗类风湿关节炎引起的关节疼痛。随后在使用的过程中发现，抗疟药在控制狼疮关节炎、皮疹、口腔溃疡、疲劳和发热方面也是有效的。它们也被证明是有效的治疗盘状红斑狼疮的药物。抗疟药不用于单独治疗更严重的有系统损害的 SLE 患者，起效时间需要数周或几个月。

（一）类型

最常用的抗疟药类型是硫酸羟氯喹（氯喹）和氯喹。

（二）作用机制和疗效

这类药物的抗炎作用机制尚不清楚。在一些服用抗疟药的患者中，可以减少糖皮质激素的每日剂量。抗疟药还影响血小板聚集，可以减少血栓和降低血脂。

（三）不良反应

①中枢神经系统：头痛、紧张、易怒、头晕、肌肉无力和耳鸣。

②胃肠道：恶心、呕吐、腹泻、腹部痉挛和食欲不振。

③眼科：对视网膜造成损害，但用于治疗 SLE 的剂量相对较低，视网膜损伤的风险很小。在应用抗疟药之前，患者应该进行全面的眼科检查，此后每年 1 次。

④皮肤科：干燥、瘙痒、脱发、皮肤和黏膜色素沉着、皮疹、角质性皮炎。

⑤血液系统：葡萄糖 –6– 磷酸脱氢酶（G6PD）缺乏患者的血液病和溶血。

⑥妊娠期：抗疟药通常在怀孕期间可以继续使用。

三、糖皮质激素

糖皮质激素是肾上腺皮质分泌的激素，具有抗炎、抗毒、抗免疫、抗休克作用，有助于控制与 SLE 相关的器官损害。糖皮质激素长期大量使用会产生严重不良反应，应个性化使用糖皮质激素。

一旦 SLE 的症状得到控制，应尽快减量，至最小剂量的维持量为止。减量期间，必须仔细监测患者症状有无复发，部分患者只需在疾病的活动阶段才需要使用糖皮质激素；但是患有严重疾病或较严重器官损害的患者可能需要长期使用。糖皮质激素不能突然停药，否则会导致肾上腺功能不全。逐渐减量可以使身体的肾上腺恢复并恢复自然激素的产生。患者服用糖皮质激素的时间越长，就越难降低剂量或停止使用药物。

（一）剂型

合成的糖皮质激素是一类最常用于治疗 SLE 的药物，包括泼尼松、泼尼松龙、甲泼松龙、地塞米松、倍他米松等。糖皮质激素的剂型分为用于皮肤皮疹的外用霜或软膏、片剂、进行肌内或静脉给药的针剂。

（二）作用机制

糖皮质激素可以非常有效地抑制免疫反应，减少系统损害，以口服片剂为主。在疾病的严重阶段或手术期间，可以静脉注射，一旦症状控制应改回口服应用。

（三）不良反应

①中枢神经系统：抑郁、精神波动、精神病。

②心血管病：充血性心衰和高血压。

③内分泌：库欣综合征、月经异常和高血糖。

④胃肠道：胃肠道刺激，消化性溃疡和体重增加。

⑤皮肤：皮肤菲薄，瘀斑，面部红斑，伤口愈合不良，多毛，荨麻疹，痤疮。

⑥肌肉、骨骼：肌肉无力，肌含量减少，骨质疏松。

⑦眼科：眼压增高，青光眼，眼球突出，白内障。

⑧妊娠和哺乳期：糖皮质激素部分会穿过胎盘，在妊娠期间谨慎使用。糖皮质激素还会分泌到母乳中，服用大剂量激素的患者不应母乳喂养。

⑨其他：免疫抑制和易感染。

四、免疫抑制剂

免疫抑制剂一般用于减少移植器官的排斥反应，也用于有脏器累及的重症SLE的治疗。免疫抑制剂可以减少糖皮质激素的用量从而减少其带来的不良反应。免疫抑制剂的不良反应是剂量依赖性的，通常可以通过减少剂量或停止用药来控制。

（一）种类

1. 硫唑嘌呤

硫唑嘌呤是目前应用最广泛的免疫抑制之一，其作用机制是阻断免疫细胞内的代谢环节，进而干扰免疫功能。

2. 环磷酰胺

环磷酰胺一种强免疫抑制剂，可作用于细胞生长周期的各个阶段，抑制DNA的合成，持久抑制B淋巴细胞增殖和抗体生成，因而是治疗重症SLE尤其是狼疮肾炎的主要有效药物。

3. 甲氨蝶呤

甲氨蝶呤是一种抗代谢药物，主要用于治疗SLE的关节炎，需要监测血常规和肝功能。为了降低毒性，建议服用叶酸。

4. 环孢素

环孢素是一种抗代谢药物。

5. 霉酚酸酯

霉酚酸酯被用作环磷酰胺治疗狼疮肾炎的替代物，通过阻止 T 和 B 淋巴细胞复制而起作用。

6. 来氟米特

来氟米特作为一种新型免疫抑制剂适用于器官移植、SLE 的治疗，主要通过抑制机体内的细胞及体液介导的免疫反应发挥作用。

（二）不良反应

①皮肤：脱发（环磷酰胺和甲氨蝶呤）。

②胃肠道：恶心、呕吐、口腔炎、食管炎和肝毒性。

③泌尿生殖系统：出血性膀胱炎、血尿、闭经、阳痿和性腺抑制（仅限环磷酰胺）。

④血液系统：血小板减少、白细胞减少、全血细胞减少、贫血和骨髓抑制。

⑤呼吸：肺纤维化。

⑥其他：严重感染，恶性肿瘤的风险增加。

妊娠和哺乳期使用免疫抑制剂会给胎儿带来一定的风险。女性患者应在治疗期间和结束后 12 周内采取避孕措施。硫唑嘌呤可能会进入母乳，使用这种药物的妇女在母乳喂养前应咨询医生。

五、静脉注射用免疫球蛋白（IVIgs）

IVIgs 可用于控制 SLE 器官受损或血管炎。虽然作用机制尚不明确，免疫球蛋白起到封闭抗体、降低免疫复合物对机体作用的风险。不同于免疫抑制剂和糖皮质激素抑制免疫系统的机制，免疫球蛋白应用较少产生严重感染。常见的不良反应如下。

①皮肤：皮疹，注射部位轻微的皮肤反应。

②胃肠道：腹部不适，恶心，呕吐。

③肌肉、骨骼：胸部、背部或髋部疼痛，肌肉、关节疼痛。

④神经系统：焦虑，发冷，头晕，发热，头痛。

⑤其他：胸闷，呼吸困难，头部灼热感。

六、其他

除了这些常用的药物外，还有许多其他药物，如通常用于治疗的典型药物沙利度胺。沙利度胺是一种有效治疗 SLE 皮肤症状的药物。虽然其确切的机制尚不清楚，但能抑制皮肤和血管内的炎性细胞因子。沙利度胺有许多不良反应，包括腹痛、感染、发冷、腹泻、肝脏异常、贫血、外周水肿、高脂血症、白细胞减少、失眠、感觉神经病、蛋白尿、血尿、卵巢衰竭和血栓形成。考虑到出生缺陷的风险，备孕妇女或孕妇严禁使用沙利度胺。

第七章

心理调适方法

第一节　SLE 患者心理特征

SLE 是症状表现各异的慢性疾病，确诊需要较长的时间。SLE 患者面临确诊困难、慢性病程、症状严重等多种问题，这些对患者本人、治疗者及周围的人均是挑战。对患者而言，心理上的问题主要是如何"带病生存"。

SLE 具有缓解及复发相交替的慢性病程，每一次疾病的恶化都会给患者带来新的问题。在 SLE 疾病的不同阶段，通常来讲，患者的反应有类似之处，医务人员需注意这些问题的存在，掌握不同时期患者的心理特征，以期取得良好的照护效果。

一、确诊前

患者被确诊为 SLE 前往往需要一段时间的求医问诊，奔波求医或辗转医院各个科室，在这段时间里，患者可能会感到困惑或沮丧。他们可能会想"我得了什么怪病，为什么医生不知道呢？"确切的诊断往往隐藏在令人困惑、模糊或易变化的症状里，患者可能会表达这些浮躁的情绪或感觉：

"我的症状是奇怪的——时有时无。"

"我的症状繁多——又出现新症状了。"

"似乎没有人相信我，我的家人认为我是想出来的，他们让我去看精神科医生。"

"我自己也开始怀疑自己了。"

在确诊之前，许多患者的主要需求都是情感上的。SLE 患者实际上是最真实感受到自己身体变化的人。其他人如果不尊重他的感觉和判断，或者不相信有什么问题的话，患者会感到沮丧。如果家人或朋友不支持，患者的恐惧、愤怒和孤立感只会增加。这些感觉增加了压力，反过来又加剧了病情。

医护人员可以通过表现出同理心来帮助这些患者，并向其确认这些症状并加以关注。此外，把患者当作一个完整的人，而不仅仅是一个有疾病的对象，在与患者建立信任关系方面是非常重要的。这种关系将帮助患者自由地谈论他一直不愿意讨论的症状或担忧。

二、确诊后

患者此时肯定会有少许放松的感觉，终于知道是为什么了，可以知道确切诊断了。但同时，其他情绪如愤怒、恐惧、抑郁、混乱、悲伤浮出水面。患者表达以下情绪：

"终于有诊断了！我终于知道我为什么会有这种感觉。"

"为什么是我？"

"我永远无法制订我的人生计划，因为我不知道明天会是什么情况。"

"我为患上狼疮而感到内疚，并对它给我造成的麻烦感到内疚。"

"我该告诉每个人还是保持沉默？"

"我会丢掉工作吗？"

"我讨厌这种病，它正在摧毁我的生活和我的家庭。"

"我很害怕。"

"我很快就会死吗？"

"我还能有孩子吗？"

"医药费我付得起吗？"

在确诊后，一些患者会无休止地追问疾病的情况；另一些患者需要努力克服强烈的爆发情绪后才能冷静下来处理自己的疾病，并开始有效地应对。医护人员应与患者建立融洽关系，为患者提供信息，帮助患者调整心理状态。体贴和同情有助于帮助患者客观地看待疾病相关问题，重燃对生命的希望。

三、SLE 患者面临的问题

SLE 患者面临一系列的问题，父母、配偶、子女或同事的情绪会影响他们的身体状况和心理状态。医务人员对患者的共情和关心体贴有助于帮助患者客观地看待这些问题，理解他们需要时间来适应疾病变化并且帮助他们发展良好的自我应对技能。

（一）家庭问题

与核心家庭成员之间关系的变化和维持是 SLE 患者最重要的情感问题之一，配合的家庭支持系统有助于医护人员与患者一起制订积极的应对策略。

1. 父母

SLE 患者的父母可能会过度关注，一些父母会因为将这种疾病"给"了他们的孩子而感到内疚和心痛，或者是另一个极端——不重视这种疾病。

例如：

"哦，我可怜的宝贝，让我来照顾一切。"

"别大惊小怪了。别管它。"

"如果是遗传的话，那可能是我给你的。"

2. 配偶或伴侣

配偶或伴侣往往经历与患者相同的强烈情绪。悲伤、恐惧和愤怒是配偶或伴侣在处理患者不断变化的身体状况时常见的情绪。家庭内部既定的角色和责任可能会发生变化，导致混乱或失控。这些变化和感情会影响日常的家庭关系运作，甚至威胁到家庭根基。

"我希望你早日康复。我想和我刚开始见过的你一样。"

"我很害怕你将离开我和孩子们。"

"我很困惑。我们的家庭角色在不断变化。"

"我也很难做好我和你的工作，我很难做好身边的事来满足你的需要。"

"我很生气，因为你总在生病，不能做你以前能做的事（我为自己生气而感到内疚）。"

"SLE破坏了我们的性生活，你总是觉得疲乏，我害怕我会伤害你。"

"我为我们的失去和失控感到非常难过。"

3. 儿童

对于患者的孩子来说，很难处理由生病的父亲或母亲带来的复杂的一系列问题。这些问题中有些是有形的，而另一些则是无形的，因为它们抽象的、未知的性质。儿童因很难表达他们的感受和担忧，这些情绪可能会被忽视，或者会以消极或破坏性的行为表现出来。有年幼弟妹的大孩子可能会感到怨恨，也会感到担忧。儿童的恐惧和感受具体表现如下：

"因为你经常累或生病，我们再也不能一起玩了。"

"有什么可怕的事情会发生在你身上吗？你会永远离开吗？"

"我的孩童生涯结束了，我不想一直对我的弟弟负责。"

（二）患者自身的生理和情绪状态

SLE的生理影响，如疲乏、体重增加或对阳光的敏感性增加，会引发强烈的情绪反应。以下是SLE患者常见的身体和情感经历。

身体方面：

"太累了！"

"没有人能理解我是如此的疲惫。"

"我觉得我一直筋疲力尽。"

"不管我做什么，无论我睡得多香，我还是很累。"

"因为疼痛、僵硬和疲劳，我感觉就像一个老人。"

个人形象方面：

"为什么我这么难看，我看起来一点也不像我自己了。"

"我不想别人看到我脸上的皮疹。"

"我以前有浓密而美丽的头发，唉，现在却一直在脱发。"

"我讨厌吃这么多药，这种药让我饿得要命。我体重一直在增加。"

精神方面：

"原先我一直喜欢坐在外面，现在我却不能了，我很失落。"

"我不能做我以前喜欢的户外活动，家人也随之减少了户外活动，我觉得很扫兴。"

"我害怕会忘记一些非常重要的事情，其他人也像我一样会丢三落四吗？"

"我经常想要哭。"

"我无法让自己去做事。"

"我再也不能有任何计划了，因为我不知道明天会如何。"

"有时候我觉得没有我，我的家人朋友会更好。"

面对未来方面：

"我休了太多病假。"

"我应该告诉我的老板我得了狼疮吗？我担心会丢掉工作，我们真的需要钱。"

"我会把这种病传给我的孩子吗？"

"未来会发生什么？我会死于这种疾病吗？"

第二节　培养有效的应对技巧

许多SLE患者因为疾病感觉生活失控，这种无力感时时存在，这种感觉迫使患者在疾病过程中经常要做出不同的选择。

第一种选择是接受疾病和接受因疾病带来的生活方式的改变。对那些长期求医的新诊断患者来说，这种选择容易接受。在长期与SLE做斗争后患者无奈接受了这种选择，但不管怎么说，这种选择是一种自怜、消极的无奈之选。

第二种选择是在认识SLE的基础上重新规划人生。患者在做出这种选择时，需要自控，需要身份的重新认定，需要积极向上的态度。富有想象力和决断力且冷静的患者才能做出如此的选择。这种选择能够改善患者的生活质量，能否做出这种选择在很大程度上取决于是否存在一个良好的社会、家庭支持系统，医务人员有助于患者做出这种选择。

一、帮助患者控制情绪

医务人员首先应该评估患者的需求：评价个人能力，资源和个人的心理状态，进行积极有效的沟通，协同家庭成员、朋友等来一起处理疾病带来的情绪问题。

提供有助于疾病控制的信息，如提供护士、健康教育工作者、心理医生和精神病学家、社会工作者及物理治疗师等的信息，这些专业人士能够提供有益于疾病的帮助和环境、其他有助于患者的支持机制和系统，包括地方公益支持团队、专病基金会、病友。

二、重设目标

需要准确评估 SLE 患者的疼痛和疲劳程度，帮助他们理解这些对他们工作和日常工作的影响。医务人员帮助患者制订一个有效的自我管理计划，设定具有可行性的具体的目标。

三、提供医学帮助

医务人员可以向患者传授有关疾病的医学知识，如 SLE 复发的信号、药物的使用、可能的不良反应及复诊的时机，这些能够帮助患者重获控制疾病的信心。第十一章中的健康建议可以帮助患者了解这一过程。

随着研究的不断深入，SLE 神秘的面纱正在被揭开；随着治疗手段不断改进、治疗药物不断开发，SLE 的治疗前景越来越光明。

四、辅助治疗的自评量表

1. 焦虑自评量表

焦虑自评量表（Self-rating anxiety scale，SAS）由华裔教授 Zung 编制（1971），如表 7-1 所示。

填表时请注意：①请根据您一周来的实际感觉在对应的选项下面划上"√"，请不要漏评任何一个项目，也不要在相同的一个项目上重复地评定；②量表中有部分反向（即从焦虑反向状态）评分的题，请注意保障在填分、算分评分时的理解；③本量表可用于反映测试者焦虑的主观感受，对心理咨询门诊及精神科门诊或住院精神患者均可使用，但由于焦虑是神经症的共同症状，故 SAS 在各类神经症鉴别中作用不大；④关于焦虑症状的临床分级，除参考量表分值外，主要还应根据临床症状，特别是要害症状（包括与处境不相称的痛苦情绪体验、精神运动性不安、自主神经功能障碍）的程度来划分，量表总分值仅作为一项参考指标而非绝对标准。

表 7-1　焦虑自评量表

序号	题目	没有或很少时间有（1分）	有时有（2分）	大部分时间有（3分）	绝大部分或全部时间都有（4分）	评分
1	您觉得比平常容易紧张和着急（焦虑）					
2	您无缘无故地感到害怕（害怕）					
3	您容易心里烦乱或觉得惊恐（惊恐）					
4	您觉得您可能将要发疯（发疯感）					
5*	您觉得一切都很好，也不会发生什么不幸（不幸预感）					
6	您手脚发抖打战（手足颤抖）					
7	您因为头痛，颈痛和背痛而苦恼（躯体疼痛）					
8	您感觉容易衰弱和疲乏（乏力）					
9*	您觉得心平气和，并且容易安静坐着（静坐不能）					
10	您觉得心跳很快（心慌）					
11	您因为一阵阵头晕而苦恼（头昏）					
12	您有晕倒发作或觉得要晕倒似的（晕厥感）					
13*	您呼气吸气都感到很容易（呼吸困难）					

续表

序号	题目	没有或很少时间有（1分）	有时有（2分）	大部分时间有（3分）	绝大部分或全部时间都有（4分）	评分
14	您手脚麻木和刺痛（手足刺痛）					
15	您因为胃痛和消化不良而苦恼（胃痛或消化不良）					
16	您常常要小便（尿意频数）					
17*	您的手常常是干燥温暖的（多汗）					
18	您脸红发热（面部潮红）					
19*	您容易入睡并且一夜睡得很好（睡眠障碍）					
20	您做噩梦					
总分统计						

注：SAS采用4级评分，主要评定症状出现的频度，其标准为："1"表示没有或很少时间有；"2"表示有时有；"3"表示大部分时间有；"4"表示绝大部分或全部时间都有。20个条目中有15项是用负性词陈述的，按上述1~4顺序评分；其余5项（5、9、13、17、19项）注*号者，是用正性词陈述的，按4~1顺序反向计分。

SAS的主要统计指标为总分。将20项护理目标各项得分相加，即得粗分；用粗分乘以1.25以后取整数部分，就得到标准分，或者可以查表做相同的转换（粗分、标准分换算如表11-16所示）。

（1）适应证

①反复因头部、颈部、背部、腰部和四肢疼痛在综合医院有关科室就诊，临床查体和实验室检查结果未提示器质性病变者。

②因焦虑、恐怖、疑病、抑郁等精神因素所致的慢性疼痛。

③各种原因引起的慢性全身疼痛。

④紧张型头痛。

⑤偏头痛。

（2）禁忌证

①心肌梗死发作期或发作后伴有严重心律失常或心衰患者。

②主要脏器的严重疾患，如肝、肾功能不全患者，呼吸衰竭患者，脑出血、脑梗死，糖尿病病情不稳定的患者。

③精神分裂症发作期。

④严重智力缺陷，不配合检查者。

2. 抑郁自评量表

抑郁自评量表（Self-rating depression scale，SDS），是含有 20 个项目、分为 4 级评分的自评量表，原型是 Zung（1965）抑郁量表（表 7-2）。其特点是使用简便，并能相当直观地反映抑郁患者的主观感受。主要适用于具有抑郁症状的成年人，包括门诊及住院患者。只是对严重迟缓症状的抑郁，评定有困难。同时，SDS 对于文化程度较低或智力水平稍差的人使用效果不佳。

填表时请注意：①抑郁自评量表包含精神病性情感症状（2 个项目）、躯体性障碍（8 个项目）、精神运动性障碍（2 个项目）、抑郁的心理障碍（8 个项目）。②SDS 总粗分的正常上限为 41 分，分值越低状态越好。③标准分为总粗分乘以 1.25 后所得的整数部分。我国以 SDS 标准分 ≥ 50 为有抑郁症状。④此量表极为简单，由 20 道题组成，是根据一周内的真实感觉来回答的。20 道题中，分别反映出抑郁心情、身体症状、精神运动行为及心理方面的症状体验，因为是自我评价，不要别人参加评价，也不用别人提醒。如果是文盲，可以由别人给念题目，不由别人代答，由自己判定轻重程度。⑤在回答时，应注意有的题护理目标陈述是相反的意思。例如，心情忧郁的患者常常感到生活没有意思，但题目之中的问题是感觉生活很有意思，那么评分时应注意得分是相反的。这类题目之前加上 * 号，提醒各位检查及被检查者注意。

表 7-2　抑郁自评量表

问题	从无	有时	经常	持续
1. 您感到情绪沮丧，郁闷	1	2	3	4
*2. 您感到早晨心情最好	4	3	2	1
3. 您要哭或想哭	1	2	3	4

续表

问题	从无	有时	经常	持续
4. 您夜间睡眠不好	1	2	3	4
*5. 您吃饭像平时一样多	4	3	2	1
*6. 您的性功能正常	4	3	2	1
7. 您感到体重减轻	1	2	3	4
8. 您被便秘烦恼	1	2	3	4
9. 您的心跳比平时快	1	2	3	4
10. 您无故感到疲劳	1	2	3	4
*11. 您的头脑像往常一样清楚	4	3	2	1
*12. 您做事情像平时一样不感到困难	4	3	2	1
13. 您坐卧不安，难以保持平静	1	2	3	4
*14. 您对未来感到有希望	4	3	2	1
15. 您比平时更容易激怒	1	2	3	4
*16. 您觉得决定什么事很容易	4	3	2	1
*17. 您感到自己是有用的和不可缺少的人	4	3	2	1
*18. 您的生活很有意义	4	3	2	1
19. 假若您死了别人会过得更好	1	2	3	4
*20. 您仍旧喜爱自己平时喜爱的东西	4	3	2	1

注：

①指标为总分。将 20 项护理目标各项得分相加，即得粗分。标准分等于粗分乘以 1.25 后的整数部分。总粗分的正常上限为 41 分，标准总分为 53 分。

②抑郁严重度 = 各条目累计分 /80。

③结果：0.5 以下者为无抑郁；0.5 ～ 0.59 为轻微至轻度抑郁；0.6 ～ 0.69 为中至重度；0.7 以上为重度抑郁。仅做参考。

此评定量表不仅可以帮助诊断是否有抑郁症状，还可以判定抑郁程度的轻重。因此，一方面可以用来作为辅助诊断的工具；另一方面也可以用来观察在治疗过程中抑郁的病情变化，作为疗效的判定指标。但是，此评定量表不能用来判断抑郁的性质，所以不是抑郁症的病因及疾病诊断分类用表。测出有抑郁症之后，应该及时到精神科门诊进行详细的检查、诊断及治疗。

3. 症状自评量表——SCL90

症状自评量表——SCL90（表 7-3）是世界上最著名的心理健康测试量表之一，是当前使用最为广泛的精神障碍和心理疾病门诊检查量表。SCL90 协助我们从 10 个方面来了解自己的心理健康程度。

症状自评量表（Self-reporting inventory），又名 90 项症状清单（SCL90），有时也叫作 Hopkin's 症状清单（HSCL，编制年代早于 SCL90，编制者为同一人，HCSL 最早版编于 1954 年）。于 1975 年编制，其编制者是德若伽提斯（L. R. Derogatis）。该量表共有 90 个项目，包含较广泛的精神病症状学内容，从感觉、情感、思维、意识、行为直至生活习惯、人际关系、饮食睡眠等均有涉及，并采用 10 个因子分别反映 10 个方面的心理症状情况。

表 7-3　症状自评量表——SCL90

说明：下面有 90 条测验项目，列出了可能会有的问题，请仔细地阅读每一条，然后根据近一周内您的实际感觉，选择适合的答案点击，请注意不要漏题。

1. 头痛
○没有　　　　　○很轻　　　　　○中等　　　　　○偏重　　　　　○严重

2. 神经过敏，心中不踏实
○没有　　　　　○很轻　　　　　○中等　　　　　○偏重　　　　　○严重

3. 头脑中有不必要的想法或字句盘旋
○没有　　　　　○很轻　　　　　○中等　　　　　○偏重　　　　　○严重

4. 头昏或昏倒
○没有　　　　　○很轻　　　　　○中等　　　　　○偏重　　　　　○严重

5. 对异性的兴趣减退
○没有　　　　　○很轻　　　　　○中等　　　　　○偏重　　　　　○严重

6. 对旁人责备求全
○没有　　　　　○很轻　　　　　○中等　　　　　○偏重　　　　　○严重

7. 感到别人能控制您的思想
○没有　　　　　○很轻　　　　　○中等　　　　　○偏重　　　　　○严重

8. 责怪别人制造麻烦
○没有　　　　　○很轻　　　　　○中等　　　　　○偏重　　　　　○严重

9. 忘记性大
○没有　　　　　○很轻　　　　　○中等　　　　　○偏重　　　　　○严重

10. 担心自己的衣饰整齐及仪态的端正
○没有　　　　　○很轻　　　　　○中等　　　　　○偏重　　　　　○严重

续表

11. 容易烦恼和激动
○没有　　　　　　○很轻　　　　　　○中等　　　　　　○偏重　　　　　　○严重

12. 胸痛
○没有　　　　　　○很轻　　　　　　○中等　　　　　　○偏重　　　　　　○严重

13. 害怕空旷的场所或街道
○没有　　　　　　○很轻　　　　　　○中等　　　　　　○偏重　　　　　　○严重

14. 感到自己的精力下降，活动减慢
○没有　　　　　　○很轻　　　　　　○中等　　　　　　○偏重　　　　　　○严重

15. 想结束自己的生命
○没有　　　　　　○很轻　　　　　　○中等　　　　　　○偏重　　　　　　○严重

16. 听到旁人听不到的声音
○没有　　　　　　○很轻　　　　　　○中等　　　　　　○偏重　　　　　　○严重

17. 发抖
○没有　　　　　　○很轻　　　　　　○中等　　　　　　○偏重　　　　　　○严重

18. 感到大多数人都不可信任
○没有　　　　　　○很轻　　　　　　○中等　　　　　　○偏重　　　　　　○严重

19. 胃口不好
○没有　　　　　　○很轻　　　　　　○中等　　　　　　○偏重　　　　　　○严重

20. 容易哭泣
○没有　　　　　　○很轻　　　　　　○中等　　　　　　○偏重　　　　　　○严重

21. 同异性相处时感到害羞不自在
○没有　　　　　　○很轻　　　　　　○中等　　　　　　○偏重　　　　　　○严重

22. 感到受骗，中了圈套或有人想抓您
○没有　　　　　　○很轻　　　　　　○中等　　　　　　○偏重　　　　　　○严重

23. 无缘无故地突然感到害怕
○没有　　　　　　○很轻　　　　　　○中等　　　　　　○偏重　　　　　　○严重

24. 自己不能控制地大发脾气
○没有　　　　　　○很轻　　　　　　○中等　　　　　　○偏重　　　　　　○严重

25. 怕单独出门
○没有　　　　　　○很轻　　　　　　○中等　　　　　　○偏重　　　　　　○严重

26. 经常责怪自己
○没有　　　　　　○很轻　　　　　　○中等　　　　　　○偏重　　　　　　○严重

27. 腰痛
○没有　　　　　　○很轻　　　　　　○中等　　　　　　○偏重　　　　　　○严重

28. 感到难以完成任务
○没有　　　　　　○很轻　　　　　　○中等　　　　　　○偏重　　　　　　○严重

29. 感到孤独
○没有　　　　○很轻　　　　○中等　　　　○偏重　　　　○严重

30. 感到苦闷
○没有　　　　○很轻　　　　○中等　　　　○偏重　　　　○严重

31. 过分担忧
○没有　　　　○很轻　　　　○中等　　　　○偏重　　　　○严重

32. 对事物不感兴趣
○没有　　　　○很轻　　　　○中等　　　　○偏重　　　　○严重

33. 感到害怕
○没有　　　　○很轻　　　　○中等　　　　○偏重　　　　○严重

34. 您的感情容易受到伤害
○没有　　　　○很轻　　　　○中等　　　　○偏重　　　　○严重

35. 旁人能知道您的私下想法
○没有　　　　○很轻　　　　○中等　　　　○偏重　　　　○严重

36. 感到别人不理解您不同情您
○没有　　　　○很轻　　　　○中等　　　　○偏重　　　　○严重

37. 感到人们对您不友好，不喜欢您
○没有　　　　○很轻　　　　○中等　　　　○偏重　　　　○严重

38. 做事必须做得很慢以保证做得正确
○没有　　　　○很轻　　　　○中等　　　　○偏重　　　　○严重

39. 心跳得很厉害
○没有　　　　○很轻　　　　○中等　　　　○偏重　　　　○严重

40. 恶心或胃部不舒服
○没有　　　　○很轻　　　　○中等　　　　○偏重　　　　○严重

41. 感到比不上他人
○没有　　　　○很轻　　　　○中等　　　　○偏重　　　　○严重

42. 肌肉酸痛
○没有　　　　○很轻　　　　○中等　　　　○偏重　　　　○严重

43. 感到有人在监视您谈论您
○没有　　　　○很轻　　　　○中等　　　　○偏重　　　　○严重

44. 难以入睡
○没有　　　　○很轻　　　　○中等　　　　○偏重　　　　○严重

45. 做事必须反复检查
○没有　　　　○很轻　　　　○中等　　　　○偏重　　　　○严重

46. 难以做出决定
○没有　　　　○很轻　　　　○中等　　　　○偏重　　　　○严重

续表

47. 怕乘电车、公共汽车、地铁或火车
○没有　　　　　○很轻　　　　　○中等　　　　　○偏重　　　　　○严重

48. 呼吸有困难
○没有　　　　　○很轻　　　　　○中等　　　　　○偏重　　　　　○严重

49. 一阵阵发冷或发热
○没有　　　　　○很轻　　　　　○中等　　　　　○偏重　　　　　○严重

50. 因为感到害怕而避开某些东西、场合或活动
○没有　　　　　○很轻　　　　　○中等　　　　　○偏重　　　　　○严重

51. 脑子变空了
○没有　　　　　○很轻　　　　　○中等　　　　　○偏重　　　　　○严重

52. 身体发麻或刺痛
○没有　　　　　○很轻　　　　　○中等　　　　　○偏重　　　　　○严重

53. 喉咙有梗死感
○没有　　　　　○很轻　　　　　○中等　　　　　○偏重　　　　　○严重

54. 感到对前途没有希望
○没有　　　　　○很轻　　　　　○中等　　　　　○偏重　　　　　○严重

55. 不能集中注意力
○没有　　　　　○很轻　　　　　○中等　　　　　○偏重　　　　　○严重

56. 感到身体的某一部分较弱无力
○没有　　　　　○很轻　　　　　○中等　　　　　○偏重　　　　　○严重

57. 感到紧张或容易紧张
○没有　　　　　○很轻　　　　　○中等　　　　　○偏重　　　　　○严重

58. 感到手或脚发沉
○没有　　　　　○很轻　　　　　○中等　　　　　○偏重　　　　　○严重

59. 想到有关死亡的事
○没有　　　　　○很轻　　　　　○中等　　　　　○偏重　　　　　○严重

60. 吃得太多
○没有　　　　　○很轻　　　　　○中等　　　　　○偏重　　　　　○严重

61. 当别人看着您或谈论您时感到不自在
○没有　　　　　○很轻　　　　　○中等　　　　　○偏重　　　　　○严重

62. 有一些不属于您自己的想法
○没有　　　　　○很轻　　　　　○中等　　　　　○偏重　　　　　○严重

63. 有想打人或伤害他人的冲动
○没有　　　　　○很轻　　　　　○中等　　　　　○偏重　　　　　○严重

64. 醒得太早
○没有　　　　　○很轻　　　　　○中等　　　　　○偏重　　　　　○严重

65. 必须反复洗手、点数目或触摸某些东西
○没有　　　　○很轻　　　　○中等　　　　○偏重　　　　○严重

66. 睡得不稳不深
○没有　　　　○很轻　　　　○中等　　　　○偏重　　　　○严重

67. 有想摔坏或破坏东西的冲动
○没有　　　　○很轻　　　　○中等　　　　○偏重　　　　○严重

68. 有一些别人没有的想法或念头
○没有　　　　○很轻　　　　○中等　　　　○偏重　　　　○严重

69. 感到对别人神经过敏
○没有　　　　○很轻　　　　○中等　　　　○偏重　　　　○严重

70. 在商店或电影院等人多的地方感到不自在
○没有　　　　○很轻　　　　○中等　　　　○偏重　　　　○严重

71. 感到任何事情都很难做
○没有　　　　○很轻　　　　○中等　　　　○偏重　　　　○严重

72. 一阵阵恐惧或惊恐
○没有　　　　○很轻　　　　○中等　　　　○偏重　　　　○严重

73. 感到在公共场合吃东西很不舒服
○没有　　　　○很轻　　　　○中等　　　　○偏重　　　　○严重

74. 经常与人争论
○没有　　　　○很轻　　　　○中等　　　　○偏重　　　　○严重

75. 单独一人时神经很紧张
○没有　　　　○很轻　　　　○中等　　　　○偏重　　　　○严重

76. 别人对您的成绩没有做出恰当的评价
○没有　　　　○很轻　　　　○中等　　　　○偏重　　　　○严重

77. 即使和别人在一起也感到孤单
○没有　　　　○很轻　　　　○中等　　　　○偏重　　　　○严重

78. 感到坐立不安心神不宁
○没有　　　　○很轻　　　　○中等　　　　○偏重　　　　○严重

79. 感到自己没有什么价值
○没有　　　　○很轻　　　　○中等　　　　○偏重　　　　○严重

80. 感到熟悉的东西变成陌生或不像是真的
○没有　　　　○很轻　　　　○中等　　　　○偏重　　　　○严重

81. 大叫或摔东西
○没有　　　　○很轻　　　　○中等　　　　○偏重　　　　○严重

82. 害怕会在公共场合昏倒
○没有　　　　○很轻　　　　○中等　　　　○偏重　　　　○严重

续表

83. 感到别人想占您的便宜

○没有　　　　　○很轻　　　　　○中等　　　　　○偏重　　　　　○严重

84. 为一些有关"性"的想法而很苦恼

○没有　　　　　○很轻　　　　　○中等　　　　　○偏重　　　　　○严重

85. 认为应该因为自己的过错而受到惩罚

○没有　　　　　○很轻　　　　　○中等　　　　　○偏重　　　　　○严重

86. 感到要赶快把事情做完

○没有　　　　　○很轻　　　　　○中等　　　　　○偏重　　　　　○严重

87. 感到自己的身体有严重问题

○没有　　　　　○很轻　　　　　○中等　　　　　○偏重　　　　　○严重

88. 从未感到和其他人很亲近

○没有　　　　　○很轻　　　　　○中等　　　　　○偏重　　　　　○严重

89. 感到自己有罪

○没有　　　　　○很轻　　　　　○中等　　　　　○偏重　　　　　○严重

90. 感到自己的脑子有毛病

○没有　　　　　○很轻　　　　　○中等　　　　　○偏重　　　　　○严重

注：按中国常模结果，如果您的SCL90总分超过160分，单项均分超过2分就应做进一步检查；标准分大于200分说明您有很明显的心理问题，可求助于心理咨询；标准分大于250分则比较严重，需要做医学上的详细检查，很可能要做针对性的心理治疗或在医生的指导下服药。

第八章

妊娠

SLE 是一种生育期年轻女性多发的疾病。20 世纪 70 年代以前，SLE 患者一度被禁止生育，但近几十年来发现对于大多数患者来说，生育其实是可以的。但是妊娠可诱发或加重 SLE，而 SLE 也会影响妊娠的过程和结果，导致多种妊娠并发症、新生儿红斑狼疮。因此，了解妊娠与 SLE 的关系，掌握 SLE 患者的妊娠指征，合理应用激素免疫抑制药，在控制 SLE 活动的基础上，使患者安全度过妊娠及分娩阶段和分娩正常的胎儿。

目前，已经发现了两种与流产风险密切相关的抗体——抗心磷脂抗体及狼疮抗凝物，1/3 ～ 1/2 的 SLE 妇女都有这些自身抗体，且可以通过血液测试检测出来。在妊娠早期发现相关自身抗体阳性，可能有助于医生采取措施减少流产的风险。对这些自身抗体测试呈阳性且有流产史的孕妇，通常在妊娠期间使用阿司匹林和低分子肝素治疗。

SLE 是一种多脏器多系统损害并伴多种免疫学指标异常的自身免疫性疾病。SLE 好发于生育期女性，20 ～ 40 岁发病率占 60%，男女比例 1 ∶ 9，对患者、家庭、社会都有很大的影响。SLE 患者一旦妊娠，即可能处于高危状态，易发生流产、死胎、死产等胎儿丢失情况及胎儿生长受限，也易发生妊娠期高血压等疾病。因此，做好妊娠风险的评估，选择妊娠时机，做到有计划妊娠，避免无计划妊娠，尤为重要。

一、SLE 患者妊娠对自身的影响

一般认为，在妊娠期约 50% SLE 患者可出现病情加重或复发，且在妊娠各个时期和产褥期均可出现；疾病活动期妊娠，病情更易恶化。受孕前多年疾病复发者及受孕前 6 个月内 SLE 活动者，妊娠期 SLE 复发危险性明显增加。多数复发者病情较轻，以皮肤表现和关节炎最为多见，血液系统表现特别是血小板减少占 10% ～ 40%；病情重度活动者仅占 15% ～ 30%，主要表现为肾脏和中枢神经系统受累。

二、SLE 患者妊娠对胎儿 / 新生儿的影响

与普通人群相比，SLE 患者妊娠有更高的流产、死胎和早产率，发生胎儿宫内发育迟缓和小于胎龄儿的危险性亦增高。母体的抗 SSA 抗体和（或）抗 SSB 抗体在妊娠 16 周以后可经胎盘传递给胎儿。由于抗 SSA 抗体和抗 SSB 抗体针对抗原与 18 ～ 24 周胎儿的心脏（尤其是其传导系统的细胞）、皮肤、肝、肾等组织有相同的抗原性，可引起宫内反应，导致心脏传导系统纤维化、心肌炎、新生儿皮肤及其他系统损害。

抗 SSA 抗体和（或）抗 SSB 抗体在 SLE 患者的阳性率约 35%，但仅 5% 的患者有 IgG 抗体通过胎盘。胎儿出生后可发生新生儿狼疮综合征，表现为一过性狼疮样皮疹、完全性房室传导阻滞、血细胞减少、肝功异常等。其中皮疹最常见，可被紫外线照射后诱发，典型表现为与成人亚急性皮肤狼疮类似的环状或椭圆形脱屑性红斑，通常出现在出生后数周，持续数周至数月，胎儿出生后 6 个月内母体来源的自身抗体完全降解，病情随之缓解。先天性心脏传导阻滞（CHB）发生率很低，一般不到 2%，但如母亲分娩过 CHB 患儿，再次妊娠，新生儿 CHB 的发生率升至 20%。CHB 往往是不可逆转的，病死率高达 20%，存活的新生儿中，超过 60% 的患儿需要植入永久性心脏起搏器，约 10% 的患儿发展为严重心肌病变。值得注意的是，有半数新生儿狼疮患儿的母亲并未诊断过结缔组织病，但这些女性至少有一半在未来 10 年后发生干燥综合征或 SLE。

三、SLE 患者妊娠时机选择

无重要脏器受累；病情稳定至少半年、最好 1 年以上；泼尼松用量每日小于 10 mg，且免疫抑制剂（如 CTX、甲氨蝶呤、雷公藤等）停用半年以上；肾功能稳定（血清肌酐正常范围或估测的肾小球滤过率 > 60 mL/min，24 h 尿蛋白小于 0.5 g/d）；原有抗心磷脂抗体阳性者，最好抗心磷脂抗体转阴 3 个月以上再妊娠，以减少流产的发生。

四、SLE 患者妊娠后的随诊监测

SLE 患者一旦妊娠即属高危妊娠，应主动定期进行产前检查，以便及时发现和治疗妊娠并发症。除了产科医生的常规产前检查、风湿科医生的查体外，需要做以下实验室检查。①血常规、肝肾功能和肾小球滤过率。②尿常规、尿沉渣、24 h 尿蛋白定量。③补体 C3、C4、CH50。④抗 ds-DNA 抗体、抗 SSA 抗体、抗 SSB 抗体、抗磷脂抗体和狼疮抗凝物。⑤肺功能（通气并弥散功能）、血气、心脏超声。⑥一旦怀疑患儿是先天性房室传导阻滞的高危人群，需要在孕 16 ～ 28 周期间每间隔 1 ～ 2 周复查胎儿心脏超声，以监测胎儿的 PR 间期。孕期 16 周进行首次胎儿心脏彩超或心电图检查。高危者应监测胎儿心脏彩超：16 ～ 26 周，每周 1 次；27 ～ 32 周，每 2 周 1 次。建议常规随诊间隔为：妊娠期 16 ～ 28 周每月随诊 1 次；29 ～ 36 周每 2 ～ 3 周 1 次，以后每周 1 次直至生产。

五、SLE 患者妊娠期间的用药原则

（一）激素

激素是防止 SLE 孕妇病情活动和恶化的主要药物。SLE 患者应在专科医生指导下维持或调整激素。激素类药物对妊娠妇女的不良反应不容忽视。有报道，泼尼松 ≥ 10 mg/d 可增加先兆子痫、妊高征、妊娠糖尿病、感染和胎膜早破的发生率，故应尽可能维持最小剂量。倍他米松和地塞米松不易被胎盘代谢，可能干扰胎儿生长和脑发育，故不适于妊娠时常规应用，但其对促进早产儿的肺成熟或治疗胎儿的心肌炎有潜在的益处。相反，泼尼松或甲强龙在胎盘内转化为无活性

物质，仅有不到 10% 的活性药物进入胎儿血循环。

（二）非甾体消炎药

小剂量阿司匹林（小于 325 mg/d）在整个妊娠期均可安全地使用，尤其适用于合并抗磷脂综合征（APS）的孕妇。选择性环氧化酶 -2（COX-2）抑制剂的安全性则缺乏证据，妊娠期应禁用。非选择性 COX 抑制剂可用于妊娠早、中期，无明确致畸作用。妊娠晚期，非甾体消炎药可促使动脉导管提早闭合，延长妊娠期和产程，应停用。

（三）免疫抑制剂

由于甲氨蝶呤和来氟米特干扰叶酸代谢，通常影响中枢神经系统和骨骼发育，有报道称其可导致自发流产和先天畸形比例明显增加，故妊娠期禁用。环磷酰胺有明显的致畸作用，妊娠早期用药可导致脑、颜面结构、肢体、内脏器官的广泛畸形，中晚期用药可引起胎儿生长受限、造血抑制和神经系统发育受损，且有胎儿出生后在儿童期发生恶性肿瘤的报道，故妊娠期禁用。用吗替麦考酚酯治疗的妊娠患者，流产率和活产胎儿中先天畸形明显增高，故禁用于孕妇。目前尚无明确证据表明硫唑嘌呤、环孢素 A 有致畸性，可酌情用于 SLE 复发的孕妇。最新研究表明，氯喹 / 羟氯喹对孕妇的使用是安全的、有益的。

六、SLE 患者哺乳指导

①激素在乳汁中分泌量极少，哺乳期间用药是安全的。但泼尼松用量大于 40 mg/d 时则推荐服药 4 h 后再哺乳。地塞米松和倍他米松缺少相关研究数据。

②多数非甾体消炎药在乳汁中分泌量很少，但推荐在哺乳后用药以减少对婴儿的不良反应。

③氯喹 / 羟氯喹在乳汁内有分泌，但哺乳期用药无明确不良反应。

④静脉免疫球蛋白允许在哺乳期间应用。CTX 在乳汁内有分泌，曾有抑制婴儿造血功能的报道，且有潜在的远期致癌作用，哺乳时不推荐使用。

⑤甲氨蝶呤、硫唑嘌呤、环孢素 A 在哺乳期的安全性未达成共识。

⑥来氟米特、吗替麦考酚酯在哺乳期用药的影响尚不清楚。

七、SLE 患者避孕

SLE 病情与遗传、环境、性激素有关，其中雌激素在 SLE 发病中发挥着重要的作用，众多证据显示雌激素与 SLE 发病有直接的关系。虽然近年来 SLE 患者妊娠已不被视为禁忌，但这些患者多因疾病活动或正服用免疫抑制剂而不宜妊娠，需采取措施避孕。妊娠与 SLE 患者病情活动之间的关系十分复杂，普遍认为妊娠会导致 SLE 活动或进展，且不可预测，所以如何安全有效地避孕是值得关注的问题。SLE 女性患者应在自身疾病活动度和血栓风险（尤其是合并有抗磷脂抗体阳性）基础上，咨询自己可使用的有效避孕措施，包括口服避孕药、皮下埋置避孕药、放置宫内节育器。

（一）常见避孕方式

1. 使用性激素类避孕药

①口服避孕药。性激素类避孕药主要分仅含孕激素和含雌、孕激素的复方制剂 2 种类型，有外用、口服、肌内、皮下和阴道栓等制剂，其中口服制剂使用方便，成功率高，不影响性生活，并能改善月经紊乱、预防卵巢肿瘤和子宫内膜癌、降低急性盆腔炎风险，停药之后即可恢复生育功能。第三代复方口服制剂的雌激素量更低（仅 20 ～ 35 μg），孕激素的选择性作用更高。临床多推荐使用短效的雌、孕激素复方口服制剂，尤适于有痛经和月经量多的 40 岁以下患者。低剂量的雌激素可明显减少血栓形成、恶心、乳房胀痛和呕吐等不良反应，而新型孕激素如去氧孕烯、诺孕酯、孕二烯酮和屈螺酮（螺内酯类似物）等的雄激素样作用（包括体质量增加、痤疮和血胆固醇升高）明显降低，其中屈螺酮还有抗雄激素样作用。在非严重活动期 SLE 患者中，使用口服避孕药并不增加疾病活动的风险。对于非活动期或疾病处于稳定期、低水平抗磷脂抗体的 SLE 患者服用小剂量雌激素类避孕药仍是安全的。

②注射长效避孕针。长效避孕针如甲羟孕酮，使用方便（每季度注射 1 次），但长期使用有增加骨质疏松的风险。

2. 宫内放置节育器

宫内放置节育器，使用小剂量激素患者可考虑，适用于没有妇科禁忌证的所有 SLE 和（或）APS 患者。

3.其他避孕方法

其他避孕方法有输卵管绝育手术、外用屏障避孕（避孕套、阴道隔膜），还有安全期避孕等。屏障避孕从理论上来说是最安全的，也是提倡的。

（二）口服避孕药的其他问题

部分严重 SLE 活动患者如狼疮肾炎、狼疮脑病等接受周期性环磷酰胺治疗，卵巢功能早衰的风险明显增高，有研究显示口服避孕药有助于生育功能保存。

抗磷脂抗体阳性的 SLE 患者口服避孕药发生血栓事件风险将增加，在使用口服避孕药前应筛查抗磷脂抗体，全面评估疾病的活动性和并发症，以权衡应用避孕药的利和弊。

对于中、高水平抗磷脂抗体的 SLE 患者推荐选择孕激素类口服避孕药，对于病情稳定且抗磷脂抗体阴性的 SLE 患者，可考虑使用复方口服避孕药，对于抗磷脂抗体阳性合并或不合并明确诊断 APS 的患者，可以咨询专业医生选择合适的药物。

（三）对妇女进行有关避孕选择和妊娠风险的教育

达到此目标的护理措施如下。

①鼓励患者咨询医生后计划妊娠。

②选择合适的避孕方法：屏障方法是最安全的方法；宫内节育器（IUD）应该考虑个性化，尤其是服用免疫抑制剂的妇女可能会增加宫内节育器感染的风险，如血小板减少症的妇女可能会增加出血的风险。

③抗凝脂抗体综合征患者，咨询专科医生后选择合适的避孕方法。

④告知患者妊娠的潜在风险和定期监测的重要性。

八、SLE 患者妊娠并发症

（一）SLE 复发

①晨僵。

②发热。

③皮疹的发展或恶化。

（二）流产

①宫缩。

②阴道出血（重度出血）。

（三）妊娠高血压

①妊娠后期血压 140/90 及以上。

②全身性水肿。

③蛋白尿。

（四）先兆子痫

①妊娠后期、子痫前期血压 140/90 及以上。

②蛋白尿。

③上腹痛。

④反射亢进。

⑤水肿，包括面部和手部。

⑥头痛。

（五）子痫前期

①先兆子痫的所有症状。

②惊厥发作。

（六）新生儿狼疮

①一过性皮疹。

②暂时性循环血量异常。

③心脏传导阻滞。

九、SLE 患者妊娠的护理问题

① SLE 复发。

②自发性流产或死胎的风险增加。

③妊娠高血压。

④早产风险增加。

⑤新生儿狼疮。

十、SLE 患者妊娠的护理目标

确保整个妊娠期安全的护理措施如下。

①督促患者与主治医生和产科医生保持紧密联系。

②指导患者监测并发症或 SLE 复发的迹象。

③监测血压并注意妊高征的迹象。

注射疫苗

SLE 患者由于疾病本身、并发症、糖皮质激素及免疫抑制药的应用,具有很高感染风险,感染已成为 SLE 患者死亡的主要原因。疫苗是将病原微生物(如细菌、立克次体、病毒等)及其代谢产物,经过人工减毒、灭活或利用基因工程等方法制成的用于预防传染病的主动免疫制药。疫苗已经成为人类战胜大多数致命性传染病的廉价、高效的强有力武器。由于疫苗中含有病原体抗原成分,会激活免疫系统。因此,接种疫苗后是否会引起自身免疫性疾病或使原有的自身免疫病加重、复发及接种后的有效性是不断探讨的课题。

一、疫苗的分类

近年来随着疫苗制作技术的发展,目前的疫苗按其性质分为减毒活疫苗、灭活疫苗、组分疫苗(亚单位疫苗)和重组基因工程疫苗等。这些疫苗都可以通过激活人体的免疫系统而起到预防传染病的作用。其中与 SLE 患者相关疫苗主要包括以下两大类。

(一)灭活疫苗和组分疫苗

肺炎球菌疫苗,乙型肝炎疫苗,甲型肝炎疫苗,流感疫苗,白喉,破伤风类毒素疫苗,狂犬疫苗,百日咳疫苗,流感嗜血杆菌 B 疫苗,脑膜炎球菌疫苗。

(二)减毒活疫苗

麻疹、腮腺炎、风疹疫苗、脊髓灰质炎疫苗、水痘疫苗、卡介苗、伤寒疫苗、黄热病疫苗。

二、SLE 接种疫苗的安全性

（一）肺炎球菌疫苗

对老年和免疫功能低下患者，肺炎球菌是引起肺部感染的主要病原体之一。因此，建议对 65 岁以上和有发生肺炎球菌性肺炎危险的慢性病患者都应该接种肺炎球菌疫苗。目前采用的是多价肺炎球菌多糖疫苗，具有良好的安全性。

（二）流感疫苗

流感疫苗是最常使用的疫苗，为组分或亚单位疫苗。SLE 患者接种这两种疫苗是安全有效的，但免疫效果比健康者差。

（三）乙型肝炎疫苗

乙型肝炎疫苗是一种成年人常用的疫苗，目前使用的多是采用基因工程技术制作的乙型肝炎重组 DNA 疫苗。大规模临床流行病学调查结果显示，注射乙型肝炎疫苗是非常安全的，故目前观点认为病情稳定的 SLE 患者注射乙肝疫苗是安全的，但效果较一般患者差。

（四）破伤风类毒素疫苗

用破伤风类毒素疫苗接种 200 例 SLE 患者，在第一次和第二次接种后抗体滴度与对照相比无显著差异，但在一个亚组中发现保护性抗体反应较低。另一项研究也发现接种疫苗的 SLE 患者出现抗体的时间和滴度都正常，也有研究报道 SLE 患者在反复免疫后抗 DNA 抗体产生增加。

（五）狂犬疫苗

目前所用的狂犬疫苗是灭活疫苗，引发脑炎的概率降低。接受激素和其他免疫抑制剂治疗的 SLE 患者，皮内注射疫苗所获的抗体滴度较低，故建议肌内注射疫苗。

（六）带状疱疹疫苗

SLE 患者发生带状疱疹的概率较高，且一旦出现，往往皮疹严重，难以治愈，出现内脏播散或死亡的概率也增高。2006 年低温冷冻干燥减毒活疫苗问世，其效力高，适合于免疫功能正常者，而不推荐用于免疫低下、正服免疫抑制剂、急性带状疱疹或疱疹后神经痛的患者。不推荐用于 SLE 患者。

三、生物制剂与疫苗

肿瘤坏死因子 $-\alpha$（TNF-α）颉颃药的最严重不良反应是增加了感染的发生率，尤其是呼吸道感染，其中肺炎球菌感染明显增多。因此，对于使用 TNF-α 颉颃药的患者是否可以通过接种肺炎球菌疫苗来降低肺炎球菌的发生也成为近年来被普遍关注的问题。目前认为，应用英夫利昔单抗和益赛普的患者疫苗接种是有效、安全的，没有严重不良反应，对原发病没有明显影响。

四、SLE 患者使用疫苗的建议

①已有一些疫苗免疫接种（如流感、肝炎）诱发 SLE 的报道，但极少。

②SLE 患者对大多免疫接种耐受性较好，不良反应不多见，偶尔可使 SLE 加重。

③使用大剂量激素的 SLE 患者，对免疫接种的反应较差，一般较少进行疫苗免疫，其抗体反应有赖于抗原的浓度、人类白细胞抗原（HLA）类型、当时病情活动使用情况、激素及免疫抑制药使用情况。在反复免疫接种后 SLE 患者易产生抗 DNA 抗体和其他的自身抗体。

④使用灭活疫苗（如肺炎球菌、流感、破伤风、狂犬病）免疫一般是安全的，但活疫苗（如脊髓灰质炎、麻疹、风疹）在使用大剂量激素或细胞毒药物治疗的 SLE 患者中使用，其安全性尚未确定。SLE 患者不需疫苗免疫即可产生抗微生物的自身抗体。

⑤SLE 患者的自身抗体可与疫苗中的微生物作用而使免疫接种无效或作用减弱。

⑥鉴于 SLE 患者对疫苗的免疫反应降低的特点，SLE 患者在接种非活疫苗后要监测相应的保护性抗体滴度，如果抗体滴度低于保护水平，则应该在 3 个月后重复接种。

⑦狂犬病疫苗因皮内注射所获的抗体滴度较低，故建议肌内注射。

⑧ SLE 患者应避免与已接种某特殊疫苗或出现症状的人接触，如接种水痘的健康人出现了皮疹，则容易传染给 SLE 患者，要避免与之直接接触，直到皮疹消失。SLE 患者还要避免与接种脊髓灰质炎等活疫苗的人员密切接触，具有严重免疫损害的 SLE 患者与接种者密切接触更易引起病毒的扩散。

总之，SLE 患者可以接受所有必要的预防免疫接种。对于用激素治疗或 SLE 活动的患者在接受常规（但非必须）的疫苗（如流感疫苗）免疫之前，应咨询医师，接种疫苗可能会造成病毒的扩散，需权衡利弊，选择性接种疫苗。目前，国际上的共识是对有发生相关感染危险的 SLE 患者，提倡使用接种疫苗这种最经济有效的方式来预防感染，减少 SLE 患者因感染导致的死亡。

中西医结合疗护策略

　　SLE 为难治性风湿病之一，常有多系统、多脏器病变，中医临床采用辨证施治，有其一定的优势和长处，全球医学界对中医药治疗 SLE 予以关注，对中医和中西医结合治疗 SLE 取得的成效给予了较高的评价。

　　SLE 是一种慢性易复发的病变，治疗的关键是恢复正常的免疫功能。由于激素、免疫抑制药等西药用于抑制亢进的免疫反应，治标重于治本，而中医试图通过整体性调节重建免疫功能自稳状态，从长远看，中药治疗的整体调节和辨证论治，治本多于治标，具有一定的增强疗效、减少激素不良反应、预防感染、稳定病情、防止复发的作用。但传统中医的辨证仅依靠"望、闻、问、切"四诊收集病史资料，缺乏客观定量指标，难以重复。在疾病高度活动和重要脏器功能严重受损时，单用中药而不用皮质激素、免疫抑制药等西药治疗会贻误治疗时机。因此，合理地使用中、西药治疗 SLE 会取得更好的治疗效果。

　　中、西医理论不相同，但二者其实并不可完全分割开来，在很多时候往往需要融会贯通。每个人病情不一样，对药物的敏感性也不相同，最为稳妥的做法是，患者一定要听从你的专科医生的建议，因为只有他对你的病情最有发言权。切不可相信所谓的民间秘方，正规医院、正规医生才可信。

一、中医辨证

　　根据中医专家经验，2002 年国家药品监督管理局发布《中药新药治疗系统性红斑狼疮的临床研究指导原则》，将 SLE 分为热毒炽盛、阴虚内热、瘀热痹阻、风湿热痹、脾肾阳虚、气血两虚 6 型（表 10-1）。

表 10-1　SLE 证型治法

证型	症状	治法	方药
热毒炽盛	壮热，面红气粗，斑疹红赤，肌肉红肿疼痛，烦躁口渴，甚则神昏抽搐，舌红绛苔黄燥，脉细数或弦数	清热解毒，凉血化瘀	犀角地黄汤加味。水牛角、生地黄、赤芍、牡丹皮、紫花地丁、紫草、连翘、生甘草、丹参、小蓟、青蒿、蒲公英
阴虚内热	持续低热，手足心热，斑疹黯红，口干咽痛，自汗盗汗，心烦懒言，关节肿痛，腰酸足痛，脱发，舌红少苔，脉细数	养阴清热	六味地黄丸加减。生地黄、生石膏（先煎）、麦冬、玄参、黄芩、生薏苡仁、知母、忍冬藤、虎杖、川牛膝、生甘草
瘀热痹阻	脸部红斑，关节疼痛、头部刺痛，舌质暗红，苔薄，脉细涩	凉血解毒与活血化瘀	生地黄、赤芍、牡丹皮、升麻、鳖甲、重楼等
风湿热痹	关节肿胀酸痛、肌肉疼痛不适伴有低热、皮肤紫斑、面部红斑，手指青紫麻木、月经不调、闭经或通经、苔黄舌质红、脉滑数或细数	清热通痹，祛风除湿	四妙散合白虎加桂枝汤加味。苍术、黄柏、川牛膝、生薏苡仁、知母、石膏、粳米、桂枝、甘草
脾肾阳虚	面色苍白，面浮肢肿，胸腹胀满，小便不利，大便稀溏，舌淡胖，苔白润，脉沉细弱	健脾益气，补肾利水	防己黄芪汤合六君子汤加味。防己、黄芪、白术、茯苓、陈皮、法半夏、淫羊藿、山药、车前子、生甘草、益母草
气血两虚	病久体虚，红斑色暗，面色不华，神疲发凉，手足白紫，发无光泽、易脱落，下肢水肿，反复外感，月经量少，舌淡有齿痕苔白，脉细弱	益气养阴，滋补肝肾	黄芪生脉饮合二至丸加味。黄芪、太子参、麦冬、五味子、女贞子、旱莲草、酸枣仁、知母、川芎、首乌藤、生甘草、丹参、益母草、小蓟

二、对症治疗加减及增强各方解毒疗效的中草药

①关节痛选加防己、海桐皮、姜黄、忍冬藤、徐长卿、秦艽、桑寄生、虎杖、

威灵仙、延胡索等。

②腰膝酸痛选加杜仲、虎杖、狗脊、菟丝子、桑寄生等。

③水肿选加玉米须、半边莲、车前草、白茅根、茯苓皮等。

④失眠选加首乌藤、酸枣仁、益智仁、柏子仁等。

⑤心悸选加五味子、柏子仁、远志、茯苓、龙齿等。

⑥心前区疼痛、冠状动脉供血不足选加三七、山楂、川芎、毛冬青、延胡索、全瓜蒌、益母草等。

⑦脉结代选加苦参、玉竹、当归等。

⑧燥咳或阴虚咳嗽选加麦冬、北沙参、百合等。

⑨肝痛、胁痛选加郁金、柴胡、垂盆草、茵陈、蒲公英等。

⑩阴虚发热选加青蒿、知母、地骨皮、牡丹皮、白薇、葛根等。过敏发热选加黄芩、防己、陈皮、麻黄、甘草等。气虚发热选加黄芪、白术、党参等。血虚发热选加当归、熟地黄、阿胶、黄精等。病毒感染发热选加金银花、蒲公英、柴胡、大青叶、白头翁、地骨皮等。细菌感染发热可用连翘、鱼腥草、黄连、菊花等。SLE发热十分常见且不易解决，有时很难判定为何种原因发热，临证时应严密观察分析后采取措施。

⑪出血或凝血异常选加侧柏叶、茜草根、蒲黄、紫珠草、水牛角、仙鹤草、白茅根等。

⑫白细胞减少选加女贞子、白术、肉桂、苦参、黄芪等。

⑬食欲减退、纳呆选加鸡内金、乌药、生姜、陈皮等。

⑭高血压选加杜仲、钩藤、天麻、菊花、石决明等。

⑮精神神经症状选加石菖蒲、远志、白僵蚕、茯苓、琥珀末（吞服）、珍珠粉等。

第十一章

慢病管理

SLE 是一种病情复杂、病程长，呈复发与缓解相互交替的慢性病。患者的照护包括药疗、监测功能、情感支持等重要方面。由于慢性病的特征，对患者进行健康教育，让患者获得自我慢病管理知识、鼓励患者参与自我疾病管理战胜 SLE 是专业人员工作的重要内容，也是现今医学发展的趋势。

本章旨在通过通俗易懂的语言向患者提供 SLE 相关信息（提示卡），掌握这些内容对患者开展疾病的自我管理是非常重要的（表 11-1）。

但是本章全部内容并不适合所有的患者，根据疾病个性化特点，患者需要将本章数个小节内容联合应用，如患者症状单一，那只需要单一症状的监测管理；如患者被开具了激素类药物及免疫抑制剂，那可以从本章相关小节内容中获得这些药物的相关信息（提示卡），联合使用相关信息（提示卡）可以更好地帮助患者。

表 11-1　本章介绍的 SLE 慢病管理内容

内容	章节
与"狼"共舞	第一节
缓解疲乏	第二节
发热与 SLE	第三节
饮食平衡	第四节
日常锻炼	第五节
皮肤护理	第六节
关节自护	第七节

续表

内容	章节
自我服药管理（非甾体消炎药）	第八节
自我服药管理（抗疟药）	第八节
自我服药管理（糖皮质激素）	第八节
自我服药管理（硫唑嘌呤）	第八节
自我服药管理（环磷酰胺）	第八节
自我服药管理（甲氨蝶呤）	第八节
自我服药管理（环孢素）	第八节
自我服药管理（霉酚酸酯）	第八节
自我服药管理（来氟米特）	第八节
自我服药管理（他克莫司）	第八节
自我服药管理（免疫球蛋白）	第八节
器官损害的自我监测	第九节
防止复发	第十节
SLE 与性	第十一节
妊娠与生育	第十二节
心理调适	第十三节
中医疗护	第十四节

第一节　与"狼"共舞

当你被确诊为 SLE 这种闻所未闻的疾病前，你已经经历了漫长的求医过程。疾病的确诊给你带来了极大的震动和改变。SLE 是一种会反复发作的慢性疾病，虽然医护人员告诉你可以通过努力来控制疾病的进程，但是你通常不知所措，SLE 到底是一种什么样的疾病，生活会受到怎样的影响，这些问题时时围绕着你。

无论所患 SLE 是轻症还是重症，你都需要长期服药、定期随访，还会极大改变你的生活方式。起初，你的想法大都如下。

①对健康状态的改变感到愤怒与抑郁。

②不知道如何和家人、朋友或同事解释你的病情。

③担心疾病增加家庭的负担，同时对家人有负罪感。

④担心因疾病而失去现在的工作。

⑤担心疾病的预后，考虑死亡问题。

你需要时间来适应疾病变化。在这个艰难时刻，与你的医生、护士、家人和朋友交流有助于你进行心态调整及采取应对措施。

你面临的现实和心理上的问题如下。

①疲乏：通常是伴有关节和肌肉疼痛的一种慢性问题，影响你日常生活的方方面面。

②形象外表的变化：你极有可能会经历形象、外表的变化，盘状红斑狼疮会引起面部、手臂、肩膀、颈部或者背部的溃疡、斑点或瘢痕。治疗 SLE 的药物也会改变你的形象，例如，糖皮质激素会导致体重增加、头发过度生长、浮肿，有些药物会导致脱发。外形的改变让你沮丧和难以接受。

③社会功能的改变：患上 SLE 让你无法维持正常的工作和社交，因为身体的疲劳需要足够的休息，对紫外线敏感和身体不适导致你无法和家人、朋友进行一些户外活动计划，这些都让人倍感孤独和沮丧。

④糖皮质激素的心理效应：糖皮质激素常用来治疗 SLE，抑制免疫反应，伴随激素的使用会引起焦虑、情绪变化、健忘、抑郁、性格变化和其他心理问题。所以，你和你的家人、朋友需要知道激素潜在的心理情绪效应，这样他们就能够理解你、支持你。

⑤抑郁症：因为药物的使用，或与 SLE 的斗争，可能会使你患上抑郁，感到沮丧、支持不下去。良好的支持系统，与有效的沟通，有助于你缓解不良情绪。

⑥关注未来：及时调整你的工作、家庭和生活，积极筹划未来。SLE 患者是完全可以从事一些力所能及的工作，但应该注意避免一些不利于 SLE 恢复的工作。例如，频繁接触有机化合物、硅石、高温、日晒等易诱发 SLE 的危险工种，油漆工、化工厂、建筑材料、化妆品、美容美发店等职位或工作环境都不适合 SLE 人群工作。新装修的房屋，应充分通风、检测合格后再入住。

⑦家庭关注：你的家人面对 SLE 同样会感到困惑、恐惧，需要时间适应你

疾病导致的家庭角色变化。应坦诚的与家人沟通，让他们了解 SLE，理解你的生理及情绪的变化，做出更好的改变与决定。

健康 TIPS 如下。

①通过各种渠道尽可能多地了解 SLE。

②尤其是初诊为 SLE 时你应做好充分的思想准备，接受 SLE 带来的改变。

③采取积极的态度。

④充分利用身边的资源，接受来自家庭、朋友、同事和社区的支持。

⑤确定你的需求，制订计划来实现。

⑥灵活地设定各种小目标。

⑦学会疾病的自我管理。

⑧妥善应对压力，避免因为压力和焦虑使你的 SLE 症状复发或加重。

⑨与你的医疗团队、家人、朋友和同事进行有效沟通。

⑩牢记与"狼"共舞是可行的，重要的是你要掌握主动权去控制 SLE 而不是让 SLE 控制你，树立积极的态度，努力让自己快乐，由此你、家人和朋友的生活质量也会有所不同。

第二节　缓解疲乏

疲乏是所有 SLE 患者的一种常见的主诉，也可能是首发症状。SLE 的疲乏异于平常，你可能会感到极端疲劳，干扰你日常生活的方方面面，无法参与日常活动，如工作、照顾家庭或参与社会活动。这种疲乏的确切原因尚不清楚，但在一些患者中，它与纤维肌痛有关。纤维肌痛是一种常见的慢性症状，其特点是持续的疲劳和多处肌肉疼痛。

医务人员会评估你的生活方式、日常活动模式，获知你的健康状况和处理压力的能力，建议你采取减少疲劳的方法，如充分休息、控制压力。

改变你的生活方式相当困难，需要采取积极的态度、制订灵活可行的计划，做出有效的改变以期战胜疾病。

健康 TIPS 如下。

①每天保持 8 h 以上的充足睡眠。

②安排午间休息，不要让自己太疲惫。

③安排适当锻炼计划维持躯体健康。

④制订每周计划，劳逸结合。

⑤灵活调整你的活动计划。

⑥不要试图同时完成一个目标任务或项目，将其划分为几个步骤。

⑦均衡饮食。

⑧需要很多精力来处理压力、情绪方面的问题。如果你感到紧张，跟医生护士谈谈，他们也许能够提供帮助，或者指导你找一个能帮助你的人。

第三节　发热与 SLE

发热是 SLE 常见症状，表现为间歇性发热或持续低热。那些服用非甾体抗炎药（NSAIDs）或糖皮质激素的患者，会因为药物作用掩盖了发热症状。SLE 患者比正常人更容易受到感染，免疫抑制剂等治疗药物也有引发感染的不良反应。警惕体温变化，发热可能是 SLE 感染或复发的征兆。

健康 TIPS 如下。

①每天至少测 1 次体温。

②当你感到发冷或感觉不舒服时，测量体温。

③如果你发热，请立即门诊就诊。

④在服用阿司匹林、非甾体抗炎药或免疫抑制剂时，即使体温正常，如果感觉到有如下症状：不寻常的疼痛、抽筋或肿胀、头痛、感冒或流感症状、呼吸困难、恶心、呕吐、腹泻、排尿或大便改变，有可能是感染发热的表现，请立即门诊就诊。

⑤必要时，在医生建议下进行免疫接种。

⑥保持良好的个人卫生。

⑦避免到人员密集场所和接触感染人群。

附：体温检测技术

体温检测技术

SLE 作为慢性病，需要患者自己掌握一些在家监测病情的方法，如定时监测体温就是其中一项。体温常常是 SLE 病情活动的指征之一。监测体温的方法有很多种，以往最常见的为水银体温计测量，现在广泛多见的居家用耳温仪、额温仪等更安全方便。测体温有很多要领，掌握正确的测量方法才能提供准确的数据。

身体不同部位的正常温度范围：腋下为 34.7 ~ 37.3 ℃，口腔为 35.5 ~ 37.5 ℃，直肠为 36.6 ~ 38.0 ℃。

一、水银体温计测量方法

（一）方法 / 步骤

1. 口测法

将消毒过的体温计放置于舌下，紧闭口唇，不用口腔呼吸，以免冷空气进入口腔，影响腔内的温度，放置 5 min 后读数。口测法测得的体温叫口温。正常温度为 36.2 ~ 37.2 ℃。

2. 肛测法

患者取侧卧位，将肛门体温计头涂上润滑剂，徐徐插入肛门，深达体温计长度的一半为止，放置 5 min 后读数。肛测法测得的体温叫肛温，正常温度为 36.5 ~ 37.7 ℃。肛测法多用于儿童及神志不清的患者。

3. 腋测法

将腋窝汗液擦干（有汗会使体温计读数降低），将体温计放在腋窝深处，用上臂把体温计夹紧，放置 10 min 后读数。测腋法测得的体温称为腋温，正常温度在 36 ~ 37 ℃。腋测法较为安全、方便、不易发生交叉感染（图 11-1）。

（二）注意事项

可能导致测体温出现误差的情况：①测量口温时 30 min 内进食水或者食物。②测量前未将水银柱甩到 36 ℃以下，可使测量结果高于实际情况。③测量时间不够。④侧腋温时体温计放置位置不对或者患者夹得不够紧，会使测量结果低于实际体温。⑤体温计附近有影响局部体温的冰袋、热水袋等冷热物体。⑥检测前以热水漱口或以热毛巾擦拭腋部。

测体温时还应该注意正常体温在不同个体之间略有差异。①妇女在月经前及妊娠期体温稍高于正常。②老年人因代谢率稍低，体温相对低于青壮年。③即使是同一个人，24 h 内的体温也有波动，一般下午的体温较早晨稍微高一点，剧烈运动、劳动或进餐后体温也可略有升高，但一般波动范围不超过 1 ℃。

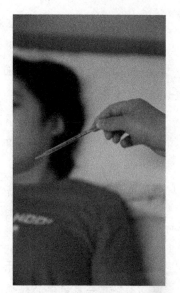

图 11-1　腋测法

二、红外耳温计（图 11-2）

（一）监测耳温的原因

研究表明，耳内温度反映人体内部的温度，因此耳内是非常适宜测量温度的。正常体温是一个范围，即使是同时测量，不同部位的读数也无法直接比较。正常范围因人而异，并受许多因素影响，如测量时间、活动级别、用药等。

不同年龄红外耳温：0 ～ 2 岁为 36.4 ～ 38.0 ℃；3 ～ 10 岁为 36.1 ～ 37.8 ℃；11 ～ 65 岁为 35.9 ～ 37.6 ℃；65 岁以上为 35.8 ～ 37.5 ℃。

（二）使用耳温计注意事项

①左耳和右耳测量会有误差，因此应在同一侧耳内测量。

②耳道内不能有阻碍物或过多耳垢，以进行准确的测量。

③对使用滴耳剂或放入药物的患者，使用未接受治疗的耳朵测量。

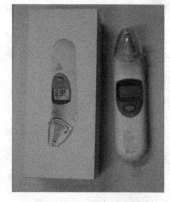

图 11-2　红外耳温计

④下述情况应等待 20 min 再测量：一是侧卧时压住了一侧耳朵；二是耳朵被覆盖；三是暴露在过冷或过热的环境下；四是游泳

或洗浴之后；五是摘掉耳塞或助听器后。

⑤不要用酒精之外的化学试剂清洁探头窗口。清洁窗口，取柔软的棉签用酒精轻微沾湿后轻轻擦拭表面，然后立即用干棉签擦拭，清洁后至少干燥 5 min，再进行测量。

⑥红外耳温计的探头帽只能使用 1 次！破损或污染的探头帽会导致测量结果不准确，另外探头窗口受损、污染或有耳垢都会影响测量准确性。

（三）改变温标的方法

①确认红外耳温计关机。

②按住"I/O"键大约 3 s，显示屏上会依次显示："℉""SET""℃""SET"……

③当显示"℃"时松开"I/O"键。

④会有一声短促的蜂鸣音确认新的设置。

⑤之后红外耳温计会自动关机。

⑥再次开机后，温度会摄氏显示，直至重复上述过程。

（四）耳温计测量流程

1.准备

准备耳温计、探头帽、湿巾、棉签，确认被测量者无耳疾和无耳垢。

2.测量

①舒适卧位，取下耳温计防护盖，装上 1 个干净的探头帽。

②按下"I/O"键开关而唯一启动并自检。

③轻轻提拉外耳，将探头轻柔缓慢地伸入耳道，确保探头方向在正确的测量位置上。

④按下"start"键，"start"键上方绿色的信号灯开始闪烁，显示探头就位，等待听见一长串信号音及绿色的信号灯固定不动，表示正确测量结束，结果显示在显示屏上。

⑤取下耳温计，正确读取结果。

⑥弃去探头帽，盖上防护盖。

第四节 饮食平衡

SLE 是一种慢性疾病，病情缓解与发作交替，迁延不愈，患者常常会有诸如厌食、口干、咽下困难、恶心、呕吐、腹泻等消化道症状。激素治疗是临床常用的方法，而激素的不良反应有高血糖、高血脂、高血压、向心性肥胖、胃肠道溃疡等。这些现象跟饮食也有密切关系。某些食物可增强皮肤的光敏性，引起病情反复。SLE 患者常见体重增加、向心性肥胖，严重影响外表，尤其对爱美女性造成了极大的困扰，因此，饮食干预对 SLE 患者很重要。怎样提高患者饮食的依从性，让患者在科学饮食的同时又不失去美食的乐趣是值得探讨的课题。均衡的饮食可抵御 SLE 复发，最基本的建议是营养要丰富，但要避免摄入过多的能量和蛋白质，避免高脂肪饮食。SLE 患者饮食计划需在科学评估的基础上，考虑运动消耗等内容，维持摄入与消耗的平衡，保持体重稳定。

一、SLE 患者的基本饮食原则

SLE 患者饮食要含有优质蛋白、低脂肪、低糖、富含维生素和充足的无机盐。

1. 总能量的摄入

应限制 SLE 患者能量的摄入，通常为 28 ～ 32 kcal/（d·kg）[理想体质量（IBW）]。美国国立科学院推荐的能量标准：无运动营养正常的成年人为 1800 ～ 2000 kcal/d；稍有运动者为 2200 ～ 2500 kcal/d。

2. 蛋白质的摄入

以中等蛋白质的摄入为宜，通常为 0.9 ～ 1.1 g/[kg（IBW）·d]，可以选择植物蛋白和动物蛋白，如牛奶、瘦肉、鸡蛋、鱼、大豆等。合并感染狼疮肾炎时应根据肾小球滤过率进一步减少蛋白质的摄入，但以不低于 0.6 g/[kg（IBW）·d]为宜，并且以动物蛋白为佳，如牛奶、瘦肉、鸡蛋、鱼等。推荐食谱：鸡蛋每人每天不超过 2 个，瘦肉每人每天不超过 100 g。

3. 脂肪和糖类的摄入

在能量摄入标准内，可适当提高脂肪占能量摄入标准的比例，控制糖类的摄入比例，以不超过 55% 为宜。有研究发现，ω-3 脂肪酸可以降低抗核抗体的滴度，减轻 SLE 患者疾病活动度或疾病复发，而 ω-6 脂肪酸的作用相反，故 SLE 的饮食应增加 ω-3 脂肪酸的摄入，减少 ω-6 脂肪酸的摄入，两者比例以 1∶（1～2）为宜。适当摄入富含 ω-3 脂肪酸的食物对人体有益，而饱和脂肪酸摄入过多对人体有害，尽量少吃猪油、牛油、羊油。富含 ω-3 脂肪酸的食物有沙丁鱼油、鱼肝油、核桃油、麦胚芽油、核桃、大豆油、金枪鱼、白鲑和青鱼。多不饱和脂肪、十二碳五烯酸是鱼油的主要组成部分，有报道用鱼油胶囊治疗 SLE 患者。糖类可选择大米、面粉、适量粗粮如小米、玉米、麦片等。

4. 无机盐的摄入

①钙。SLE 患者常合并骨质疏松，故钙的摄入量要充足，以 1000～1500 mg/d 为宜，且应与酸性食物或富含维生素 C、维生素 D 的食物同服，有助于钙质吸收，预防骨质疏松症。高钙的食物有牛奶和奶制品、奶油、乳酪、花椰菜、牛皮菜、秋葵、甘蓝、菠菜、泡菜、卷心菜、豆腐、黄豆、干蚕豆和鲑鱼。同时还要补足维生素 D 来促进钙吸收，剂量为 800 U/d。富含维生素 D 的食物有鸡蛋、黄油、鱼油、牛奶、谷类和面包。专家共识是当泼尼松 7.5 mg/g 以上，疗程超过 3 个月时，必须增加双磷酸盐防止骨质疏松。

②钠。摄入量过高会引起高血压，故 SLE 患者的摄入量以不超过 2000 mg/d 为宜，有心衰者根据医嘱执行，限制水和钠盐摄入。有心脏病、高血压、水肿或者肾功能不全者，应限制水和钠盐的摄入，避免摄入腌制和过咸的食物。

③锌。锌有免疫活化作用，摄入过多可加重自身免疫反应，故 SLE 患者摄入量为 15 mg/d 左右。富含锌的食物有牡蛎、海鲜、肉、家禽和鸡蛋。

④钾。无肾功能不全者应高钾饮食，应用大剂量激素、排钾利尿药，或者合并有发热、呕吐、腹泻时，还应当口服或者静脉补充氯化钾。富含钾的食物：所有水果，尤其是香蕉、黑莓、蜜瓜、柑橘、李子、干果；所有蔬菜，尤其是芦笋、甘蓝芽、山药、利马豆、欧防风、南瓜、菠菜、笋瓜、番茄、干蚕豆和干豌豆；牛奶和奶制品。有高钾血症时禁食含钾高的食物。

⑤铁。有贫血的患者应增加铁剂的摄入，同时应增加维生素 C 和酸性食物的摄入以促进铁吸收。富含铁的食物有小麦、乳油、肝脏、鸡蛋、肉类和豆类等。

⑥维生素和膳食纤维的摄入。维生素 B_6、维生素 B_{12}、维生素 C、叶酸和膳食纤维摄入减少和引起动脉硬化。富含 B 族维生素的食物有西红柿、橘子、香蕉、

葡萄、梨、核桃、栗子、猕猴桃；富含维生素 C 的食物有柑橘、草莓、花椰菜、卷心菜、青椒。

二、SLE 患者的饮食注意事项

①继发糖尿病、血糖过高、大剂量使用激素时要控制总热量和糖分的摄入。在发热和在心肺肾功能良好时要补充水分、热量和蛋白质。

②避免摄入可能有害的食物。菠菜可加重狼疮肾炎患者的蛋白尿、管型，引起尿混浊，还可导致尿路结石；含补骨脂素的芹菜、无花果；含联胺基团的蘑菇、烟熏食品；含 L- 刀豆素的苜蓿类种子、紫花苜蓿（金花菜），可诱发 SLE 及皮疹、光过敏，应避免食用。L- 刀豆素也存在于所有豆类中，但一般不限制豆类入口。

③某些食物，如菠萝、香蕉、黄花菜、海鲜类，易引起皮疹，甚至加重病情，尤其有皮疹的患者应忌食。

④避免摄入辛辣刺激性食品，如辣椒、生姜、生葱、生蒜、芥末、咖啡等，少吃或不吃油炸食物及马肉、驴肉、狗肉、鹿肉、大量羊肉、韭菜等温热易上火的食品。

⑤不可滥"补"：人参、西洋参、绞股蓝含人参皂苷，既可增加细胞免疫又可提高体液免疫，使免疫复合物增多，抗核抗体被激活，加重病情；紫河车、脐带、蜂王浆等含有一定量的雌激素，而雌激素正是 SLE 的诱因之一。

⑥戒烟戒酒。

⑦如有口腔溃疡影响进食，可改变进食方式及饮食种类，疼痛严重影响口腔咀嚼者可选择餐前口腔溃疡贴剂，以帮助顺利进食。

三、中国居民膳食指南

（一）中国居民平衡膳食宝塔（图 11-3）

1. 中国居民平衡膳食宝塔——谷薯类

谷薯类食物位居宝塔底层每人每天应该摄入 250 ～ 400 g。谷类是面粉、大米、玉米粉、小麦、高粱等的总和。它们是膳食中能量的主要来源，在农村也往往是膳食中蛋白质的主要来源。多种谷类掺着吃比单吃一种好，特别是以玉米或高粱为主要食物时应当更重视搭配一些其他的谷类或豆类食物。加工的谷类食品如面包、烙饼、切面等应折合成相当的面粉量来计算。

2. 中国居民平衡膳食宝塔——蔬菜和水果

蔬菜和水果占据第二层，每天应摄入 300 ～ 500 g 和 200 ～ 350 g。蔬菜和水果经常放在一起，因为它们有许多共性。但蔬菜和水果终究是两类食物，各有优势，不能完全相互替代。尤其是儿童，不可只吃水果不吃蔬菜。蔬菜、水果的重量按市售鲜重计算。一般来说，红、绿、黄色较深的蔬菜和深黄色水果含营养素比较丰富，所以应多选用深色蔬菜和水果。

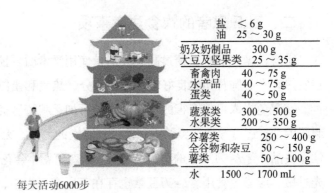

盐	< 6 g
油	25 ～ 30 g
奶及奶制品	300 g
大豆及坚果类	25 ～ 35 g
畜禽肉	40 ～ 75 g
水产品	40 ～ 75 g
蛋类	40 ～ 50 g
蔬菜类	300 ～ 500 g
水果类	200 ～ 350 g
谷薯类	250 ～ 400 g
全谷物和杂豆	50 ～ 150 g
薯类	50 ～ 100 g
水	1500 ～ 1700 mL

每天活动6000步

图 11-3　中国居民平衡膳食宝塔（2016）

图片来源：http://dg.cnsoc.org/article/04/8a2389fd54b964c801 54c1d781d90197.html。

3. 中国居民平衡膳食宝塔——鱼、禽、肉、蛋

鱼、禽、肉、蛋等动物性食物位于第三层，每天应该摄入 120 ～ 200 g（水产品 40 ～ 75 g，畜禽肉 40 ～ 75 g，蛋类 40 ～ 50 g）。鱼、禽、肉、蛋归为一类，主要提供动物性蛋白质和一些重要的矿物质、维生素。但它们彼此间也有明显区别。鱼、虾及其他水产品含脂肪很低，有条件可以多吃一些。这类食物的重量是按购买时的鲜重计算。肉类包含畜肉、禽肉及内脏，重量是按屠宰清洗后的重量来计算。这类食物尤其是猪肉含脂肪较高，所以生活富裕时也不应该摄入过多肉类。

4. 中国居民平衡膳食宝塔——奶及奶制品，大豆及坚果类

奶及奶制品、大豆及坚果类占第四层，每天应摄入奶类及奶制品 300 g 和豆类及豆制品 25 ～ 35 g。当前，奶类及奶制品主要包含鲜牛奶和奶粉。豆类及豆制品包括很多品种，宝塔建议的 50 g 是平均值，根据其提供的蛋白质可折合为

大豆 40 g 或豆腐干 80 g 等。

5. 中国居民平衡膳食宝塔——烹调油和食盐

每天烹调油不超过 30 g，食盐不超过 6 g。

膳食宝塔没有建议食糖的摄入量，因为我国居民现在平均吃糖的量还不多，对健康的影响还不大。但多吃糖有增加龋齿的危险，尤其是儿童、青少年不应吃太多的糖和含糖高的食品及饮料。饮酒的问题在《中国居民膳食指南》中已有说明。

新的膳食宝塔图增加了水和身体活动的形象，强调足量饮水和增加身体活动的重要性。建议在温和气候条件下生活的轻体力活动的成年人每日至少饮水1500 mL。在高温或强体力劳动的条件下，应适当增加。饮水不足或过多都会给人体健康带来危害。饮水应少量多次，要主动，不要感到口渴时再喝水。目前，我国大多数成年人身体活动不足或缺乏体育锻炼，应改变久坐少动的不良生活方式，养成天天运动的习惯，坚持每天多做一些消耗体力的活动。建议成年人每天进行累计相当于步行 6000 步以上的身体活动，如果身体条件允许，最好进行30 min 中等强度的运动。

（二）中国居民平衡膳食宝塔建议的食物量

膳食宝塔建议的各类食物摄入量都是指食物可食部分的生重。各类食物的重量不是指某一种具体食物的重量，而是一类食物的总量。膳食宝塔建议的各类食物每日摄入量是一个平均量，不是每天必须严格遵守的膳食配方。每日膳食中应尽量包含膳食宝塔中的各类食物。但无须每日都严格照着膳食宝塔建议的各类食物的量吃，重要的是一定要经常遵循膳食宝塔各层中各类食物的大体比例。在一段时间内，如 1 周，各类食物摄入量的平均值应当符合膳食宝塔的建议量。

（三）中国居民平衡膳食宝塔建议的能量水平

膳食宝塔中建议的每人每日各类食物适宜摄入量范围适用于一般健康成人，在实际应用时要根据个人年龄、性别、身高、体重、劳动强度、季节等情况适当调整。膳食宝塔中所标示的各类食物的建议量的下限为适应能量水平 7550 kJ（1800 kcal）的摄入量，上限为适应能量水平 10 900 kJ（2600 kcal）的摄入量。

（四）中国居民平衡膳食宝塔食物同类互换，调配丰富多彩的膳食

膳食宝塔包含的每一类食物中都有许多品种，虽然每种食物都与另一种不完全相同，但同一类中各种食物所含营养成分往往大体上近似，在膳食中可以互相替换。例如，50 g 瘦猪肉相当于 30 g 牛肉干，相当于 80 g 生鸡翅。又如，50 g 大豆相当于 110 g 豆腐干，相当于 350 g 内酯豆腐。应用膳食宝塔的知识，把营养与美味结合起来，按照同类互换、多种多样的原则调配一日三餐。

（五）中国居民平衡膳食宝塔因地制宜，充分利用当地食物资源

我国幅员辽阔，各地的饮食习惯及物产不尽相同，只有因地制宜充分利用当地食物资源才能应用膳食宝塔实现膳食平衡。例如，牧区奶类资源丰富，可适当提高奶类摄入量；渔区可适当提高鱼及其他水产品摄入量；农村山区则可利用山羊奶及花生、核桃、榛子等资源。

（六）中国居民平衡膳食宝塔养成习惯，长期坚持

合理营养是健康的物质基础，而平衡膳食又是合理营养的根本途径。膳食对健康的影响是长期的结果。应用平衡膳食宝塔需要自幼年开始，养成良好饮食习惯并坚持不懈，才能充分体现其对健康的重大效益。随着我国社会经济的快速发展，我国城市化速度将逐步加快，与膳食营养相关的慢性疾病对我国居民健康的威胁将更加突出，在改善我国居民营养健康的关键时期，适时干预，会起到事半功倍的效果。希望广大营养专业工作者全力投入，希望社会各界广泛参与，共同努力掀起宣传膳食指南、推广膳食指南和实践膳食指南的新高潮。达到改善全民营养与健康状况，控制和减少慢性病的目的，为全面建设小康社会奠定坚实的人口素质基础。

四、中国糖尿病膳食指南（2017）

中国糖尿病膳食指南如图 11-4 所示，主要内容如下。

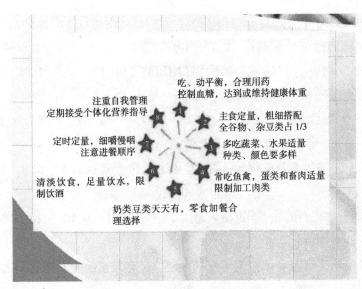

图 11-4　中国糖尿病膳食指南

图片来源：http://www.sohu.com/a/152271329_814588。

（一）吃动平衡

1. 合理控制能量

①计算标准体重（kg）：标准体重（kg）= 身长（cm）−105。

②计算每天所需热量（kcal）：所需热量（kcal）= 标准体重（kg）× 单位所需热量。可参考表 11-2。

表 11-2　糖尿病患者每天能量供给量

单位：kcal/kg 体重

体重	卧床	轻体力劳动	中体力劳动	重体力劳动
消瘦	20～25	35	40	45～50
正常	15～20	25～30	35	40
肥胖	15	20～25	30	35

注：年龄超过 50 岁者，每增加 10 岁，能量减少 10% 左右。

③选用复合糖类：糖类 45% ～ 60%，选择低升糖指数（GI）食物。

④控制脂肪摄入：脂肪占 20% ～ 30%，饱和脂肪酸（SFA）和多不饱和脂肪酸（PUFA）均应小于 10%，单不饱和脂肪酸（MUFA）提供 10% ～ 15%，胆固醇摄入量不超过 300 mg/d。

⑤选用优质蛋白：蛋白质占 15% ～ 20%，一般情况下蛋白质摄入量为 0.8 g/（kg·d），可选用植物蛋白、乳清蛋白等。

⑥摄入足量维生素及矿物质：如维生素 D_3、维生素 B_1、维生素 B_2、维生素 E、Mg、Zn 等。

⑦增加膳食纤维摄入：推荐摄入量为 25 ～ 30 g/d，或 10 ～ 14 g/1000 kcal。

2. 运动注意事项

①充分了解病情及身体情况（血糖控制差且有较重的并发症者不适合运动量大、较剧烈的体育锻炼）。

②持之以恒，量力而行（坚持锻炼）。

③选择合理的运动方式（以有氧运动为主：做操、慢跑、快走、广场舞等）。

④适宜的运动量 [运动后心率控制在：（220– 年龄）×（50% ～ 70%）范围之内]。

⑤适宜的运动时间（依运动强度和胃肠情况而定，每次 20 ～ 60 min）。

⑥体育运动能降低糖化血红蛋白（HbA1c）水平，增强胰岛素敏感度，降低 2 型糖尿病患者心血管疾病死亡的风险，美国饮食协会建议每周至少进行 150 min 中等强度（达到最大心率的 50% ～ 70%）的体育运动。为了达到治疗和预防的效果，每周至少运动 3 d 以上，而且不要连续 2d 以上不进行运动。

⑦对于服用胰岛素或磺脲类药物的患者会发生低血糖，参加规律运动的人群需要降低药物的剂量；当血糖水平超过 13 ～ 14 mmol/L 或尿中有酮体出现时，需要延缓体育运动，否则会发生血糖浓度增加和潜在的酮症酸中毒。

⑧控制腰围，预防腹型肥胖，男性腰围不超过 90 cm，女性不超过 85 cm，成年人体重指数（BMI）应该控制在 18.5 ～ 23.9 kg/m^2。

（二）全谷物、杂豆类占 1/3

稻米、小麦、玉米、大麦、燕麦、黑麦、黑米、高粱、青稞、黄米、小米、荞麦、薏米等，如果加工得当均是全谷物的良好来源；杂豆类品种有赤豆、芸豆、绿豆、豌豆、鹰嘴豆、蚕豆等。

女性（按 1800 kcal 算）全天可摄入 3～4 份全谷物及杂豆类，男性（按 2250 kcal 算）全天可摄入 3.7～5 份全谷物及杂豆类。

（三）多吃蔬菜，水果适量，种类、颜色要多样

蔬菜的升糖指数明显低于水果，建议每日蔬菜摄入量 300～500 g，深色蔬菜占 1/2，其中绿叶菜不少于 70 g；两餐之间以选择低 GI 的水果为宜。

（四）常吃鱼禽，蛋类和畜肉适量，限制加工肉类

①畜肉类包括猪、羊、牛、驴等的肌肉和内脏，脂肪含量较高，饱和脂肪酸较多，平均为 15%。猪肉最高，羊肉次之，牛肉最低，应适量食用。

②每周不超过 4 个鸡蛋或每两天 1 个鸡蛋，不弃蛋黄。研究表明，鸡蛋摄入（每周 3～4 个）对血清胆固醇水平影响微弱；适量摄入与心血管疾病的发病风险无关。

③限制腌制、烘烤、烟熏、酱卤等加工肉制品的摄入。

④熏制食品的熏烟中含有 200 多种化合物，有些已证明有致癌作用，如环芳烃类和甲醛等，在熏制过程中可污染食品，增加肿瘤发生的风险。

⑤亚硝酸盐不仅是肉品的特效化妆师，还能抑制肉毒杆菌的生长。肉毒杆菌毒是已知毒蛋白中毒性最强的一种，能影响红细胞的正常工作，导致缺氧。

（五）奶类豆类天天有，零食加餐合理选择

①保证每日 300 g 液态奶或者相当量的奶制品的摄入。

②重视大豆及其制品的摄入，零食可选择少量坚果，每天不超过 25 g。

③甜味剂可选择山梨醇、木糖醇等：山梨醇通过山梨醇脱氢酶氧化成果糖，然后进入果糖 –1– 磷酸酯途径代谢，代谢与胰岛素无关，适合糖尿病患者食用；木糖醇是糖代谢的中间体，不需要胰岛素帮忙，能直接透过细胞膜为组织提供营养，且能微量促进胰岛素的分泌。

（六）控制油盐摄入，足量饮水，限制饮酒

①烹调注意少油少盐，成人每日烹调油 25～30 g，食盐用量不超过 6 g。

②推荐饮用白开水，每天饮用量 1500 ～ 1700 mL；饮料可选淡茶或咖啡。

③少饮酒：白酒少于 30 mL，红酒少于 100 mL，啤酒少于 300 mL。

④饮酒时常减少正常饮食摄入，乙醇吸收快，不能较长时间维持血糖水平；饮酒后易出现低血糖，乙醇在体内代谢可减少来自糖原异生途径的糖量，还会抑制升糖激素释放；饮酒还可使糖负荷后胰岛素分泌增加，对用胰岛素、降糖药治疗的糖尿病患者，更易发生低血糖。

（七）细嚼慢咽，注意进餐顺序

①控制进餐速度，早晨 15 ～ 20 min，中、晚餐 30 min，餐次安排视病情而定。

②改变进餐顺序，先吃蔬菜再吃肉类，最后吃主食，细嚼慢咽。

③研究表明，细嚼慢咽可助减肥、防癌、保护口腔黏膜，有利于唾液分泌，防止牙龈炎及口腔溃疡、减少食道损伤和食道疾病发生，有利于胃肠的消化和吸收等。

（八）注重自我管理，定期接受个体化营养指导

①注重饮食控制、规律锻炼、遵医用药、监测血糖、足部护理、高低血糖预防和处理等 6 个方面的自我管理。

②定期接受营养医师和营养师的个性化专业指导，至少每年 4 次。

五、食物交换份法配餐知识

根据所含类似营养素的量，把常用食物归为 4 类：①含糖类较丰富的谷薯类食物；②含维生素、矿物质和膳食纤维丰富的蔬菜、水果类；③含优质蛋白质丰富的肉、鱼、乳、蛋、豆及豆制品类；④含能量丰富的油脂、纯糖和坚果类食物。

各类食品、每一食物交换份中所含三大产能营养素的量，详见表 11-3 至表 11-11。

表 11-3　每一交换份食品的产能营养素含量

组别	食品类别	每份质量（g）	能量（kcal）	蛋白质（g）	脂肪（g）	糖类（g）	主要营养素
一、谷薯组	1. 谷薯类	25.0	90	2.0	—	20.0	糖类、膳食纤维

续表

组别	食品类别	每份质量（g）	能量（kcal）	蛋白质（g）	脂肪（g）	糖类（g）	主要营养素
二、蔬果组	2. 蔬果类	500.0	90	5.0	—	17.0	矿物质、维生素、膳食纤维
	3. 水果类	200.0	90	1.0		21.0	
三、肉蛋组	4. 大豆类	25.0	90	9.0	4.0	4.0	蛋白质
	5. 奶类	160.0	90	5.0	5.0	6.0	
	6. 肉蛋类	50.0	90	9.0	6.0	—	
四、油脂组	7. 坚果类	15.0	90	4.0	7.0	2.0	脂肪
	8. 油脂类	10.0	90		10.0	—	

注：①食品交换份分为四大类（八小类），表中列出了有关名称和三大产能营养素；

②90 kcal 约合 376 kJ；

③资料来源于北京协和医院。

表 11-4　谷薯类食品的能量等值交换份表

食品名称	质量（g）	食品名称	质量（g）
大米、小米、糯米、薏米	25	干粉条、干莲子	25
高粱米、玉米渣	25	油条、油饼、苏打饼干	25
面粉、米粉、玉米面	25	烧饼、烙饼、馒头	35
混合面	25	咸面包、窝窝头	35
燕麦片、莜麦面	25	生面条、魔芋生面条	35
荞麦面、苦荞面	25	马铃薯	100
各种挂面、龙须面	25	湿粉皮	150
通心粉	25	鲜玉米（1个，带棒心）	200
绿豆、红豆、芸豆、干豌豆	25		

注：每份谷薯类食品提供蛋白质 2 g，糖类 20 g，能量 376 kJ（90 kcal）；根茎类一律以净食部分计算。

表 11-5　蔬菜类食品的能量等值交换份表

食品名称	质量（g）	食品名称	质量（g）
大白菜、圆白菜、菠菜、油菜	500	白萝卜、青椒、茭白、冬笋	400
韭菜、茴香、茼蒿	500	倭瓜、南瓜、菜花	350

续表

食品名称	质量（g）	食品名称	质量（g）
芹菜、茎蓝、莴笋、油菜薹	500	鲜豇豆、扁豆、洋葱、蒜苗	250
西葫芦、番茄、冬瓜、苦瓜	500	胡萝卜	200
黄瓜、茄子、丝瓜	500	山药、荸荠、藕、凉薯	150
芥蓝、瓢菜	500	慈姑、百合、芋头	100
蕹菜、苋菜、龙须菜	500	毛豆、鲜豌豆	70
鲜豆芽、鲜蘑、水浸海带	500		

注：每份蔬菜类食品提供蛋白质 5 g，糖类 17g，能量 376 kJ（90 kcal）；蔬菜一律以净食部分计算。

表 11-6　肉、蛋类食品能量等值交换份表

食品名称	质量（g）	食品名称	质量（g）
热火腿、香肠	20	鸡蛋（1 大个、带壳）	60
肥瘦猪肉	25	鸭蛋、松花蛋（1 大个、带壳）	60
熟叉烧肉（无糖）、午餐肉	35	鹌鹑蛋（6 个带壳）	60
熟酱牛肉、熟酱鸭、大肉肠	35	鸡蛋清	150
瘦猪、牛、羊肉	50	带鱼	80
带骨排骨	50	草鱼、鲤鱼、甲鱼、比目鱼	80
鸭肉	50	大黄鱼、黑鲢、鲫鱼	80
鹅肉	50	对虾、青虾、鲜贝	80
兔肉	100	蟹肉、水发鱿鱼	100
鸡蛋粉	15	水发海参	350

注：每份肉类食品提供蛋白质 9 g，脂肪 6 g，能量 376 kJ（90 kcal）；除蛋类为市品重量，其余一律以净食部分计算。

表 11-7　大豆类食品能量等值交换份表

食品名称	质量（g）	食品名称	质量（g）
腐竹	20	北豆腐	100
大豆	25	南豆腐（嫩豆腐）	150
大豆粉	25	豆浆	400
豆腐丝、豆腐干、油豆腐	50		

注：每份大豆及其制品提供蛋白质 9 g，脂肪 4 g，糖类 4 g，能量 376 kJ（90 kcal）。

表 11-8　奶类食品能量等值交换份表

食品名称	质量（g）	食品名称	质量（g）
奶粉	20	牛奶	160
脱脂奶粉	25	羊奶	160
乳酪	25	无糖酸奶	130

注：每份奶类食品提供蛋白质 5 g，糖类 6 g，能量 376 kJ（90 kcal）。

表 11-9　水果类食品能量等值交换份表

食品名称	市品质量（g）	食品名称	市品质量（g）
柿子、香蕉、鲜荔枝	150	李子、杏	200
梨、桃、苹果	200	葡萄	200
橘子、橙子、柚子	200	草莓	300
猕猴桃	200	西瓜	500

注：每份水果提供蛋白质 1 g，糖类 21 g，能量 376 kJ（90 kcal）；每份水果一律以市品质量计算。

表 11-10　油脂类食品能量等值交换份表

食品名称	质量（g）	食品名称	质量（g）
花生油、香油（1 汤匙）	10	猪油	10
玉米油、菜油（1 汤匙）	10	牛油	10
豆油（1 汤匙）	10	羊油	10
红花油（1 汤匙）	10	黄油	10

注：每份油脂类食品提供脂肪 10 g，能量 376 kJ（90 kcal）。

表 11-11　不同能量所需的各类食品交换份数

能量（kcal）	交换单位（份）	谷薯类		蔬果类		肉蛋类		豆乳类			油脂类	
		质量（g）	单位（份）	质量（g）	单位（份）	质量（g）	单位（份）	豆浆量（g）	牛奶量（g）	单位（份）	质量（g）	单位（份）
1200（1287）	14	150	6	500	1	150	3	200	250	2	2 汤匙	2
1400（1463）	16	200	8	500	1	150	3	200	250	2	2 汤匙	2

能量 （kcal）	交换 单位 （份）	谷薯类		蔬果类		肉蛋类		豆乳类			油脂类	
		质量 （g）	单位 （份）	质量 （g）	单位 （份）	质量 （g）	单位 （份）	豆浆量 （g）	牛奶量 （g）	单位 （份）	质量 （g）	单位 （份）
1600 （1639）	18	250	10	500	1	150	3	200	250	2	2汤匙	2
1800 （1815）	20	300	12	500	1	150	3	200	250	2	2汤匙	2
2000 （1991）	22	350	14	500	1	150	3	200	250	2	2汤匙	2

注：①表中括号中的数字为计算所得值，所列的数据取整数，以便于计算；

②本表所列饮食并非固定模式，可根据就餐的饮食习惯，并参照有关内容加以调整；

③配餐饮食可参看各类食物能量等值交换表，做出具体安排。

瘦肉 50 g= 鸡蛋 1 个 = 豆腐干 50 g= 北豆腐 100 g；

牛奶 250 g= 瘦肉 50 g+ 谷类（10～12 g）或豆浆 400 g；

水果 1 个交换单位 = 谷类 1 个交换单位。

某成人全天需能量 5.86 MJ（1400 kcal），现利用食物交换份法为其配餐。

查表 11-11，5.86 MJ（1400 kcal）共需 16 个食物能量等值交换份，其中谷薯类食物 8 个交换份，蔬菜类食物 1 个交换份，肉蛋类食物 3 个交换份，豆类食物 0.5 个交换份，奶类食物 1.5 个交换份，油脂类 2 个交换份。

具体到每类食物的选择上，则应吃谷薯类食物 200 g，蔬菜类 500 g，肉蛋类食品可选用大鸡蛋 1 个、瘦猪肉 50 g，豆类选北豆腐 100 g，奶类选牛奶 1 袋（250 g），油脂选用植物油 20 g，把这些食物安排到一日三餐中，即完成了配餐。食谱如下。

早餐：牛奶（1 袋 250 g），葱花卷（含面粉 50 g，青菜 50 g）。

午餐：大米饭（生米量 75 g），鸡蛋炒菠菜（含菠菜 100 g，鸡蛋 1 个），肉丝炒豆芽（含瘦肉丝 25 g，豆芽 150 g）。

晚餐：肉丝青菜面条（含肉丝 25 g，青菜 50 g，挂面 75 g），番茄烩豆腐（番茄 150 g，豆腐 100 g）。

全天烹调油控制在 20 g 即可。

表 11-12 所列为体重 60 kg 的个体，在各种活动状态下，消耗 376 kJ（90 kcal）能量所需要的时间，供参考。

表 11-12 消耗 376 kJ（90 kcal）能量的体力活动所需时间（以 60 kg 体重计）

活动内容	时间（min）	活动内容	时间（min）
睡眠	80	步行、跳舞、游泳	18～30
静坐、写字、读书	50	体操、购物、上下楼、熨衣	25
手工缝纫、拉手风琴	50	打高尔夫球、钓鱼	25
打字、组装收音机	45	骑自行车	15～25
弹钢琴、剪裁衣服、打台球	40	打乒乓球、打排球	20
办公室工作	35	打羽毛球、打网球	15
穿衣、铺床、扫地	30	长跑、爬山	10
烹饪、机器缝纫、木工	30	耕地、打篮球、踢足球	10

附：运动强度的确定

运动强度的确定

建议大家每天运动 30 min，可以通过心率和主观体力感觉等级表来确定自己的运动强度。

每个人的最大心率一般用"220-年龄"这一公式来推算。人在安静时，心率一般是 60～100 次/min；中等强度有氧运动的心率=最大心率×（60%～70%）。所以，在运动时，可以通过心率来自我监测运动强度。

例如，一个 45 岁的男性，如何知道他的运动强度呢？首先，用 220 减去他的实际年龄 45 岁，得到数字 175，再乘以（60%～70%）就能得到一个范围值：下限为 105 次、上限为 122 次。如果这名男子在锻炼过程中，心率保持在 105～122 次/min 的话，那么他所进行的就属于中等强度的运动。

20～60 岁的运动强度与心率对照关系如下。

20 岁：最大心率为 200 次/min；高强度运动时的心率为 160 次/min；中强度运动时的心率为 140 次/min；低强度运动时的心率为 120 次/min。

30 岁：最大心率为 190 次/min；高强度运动时的心率为 152 次/min；中强度运动时的心率为 133 次/min；低强度运动时的心率为 114 次/min。

40 岁：最大心率为 180 次 /min；高强度运动时的心率为 144 次 /min；中强度运动时的心率为 126 次 /min；低强度运动时的心率为 108 次 /min。

50 岁：最大心率为 170 次 /min；高强度运动时的心率为 136 次 /min；中强度运动时的心率为 119 次 /min；低强度运动时的心率为 102 次 /min。

60 岁：最大心率为 160 次 /min；高强度运动时的心率为 128 次 /min；中强度运动时的心率为 112 次 /min；低强度运动时的心率为 102 次 /min。

第五节　日常锻炼

SLE 患者因为关节炎症疼痛、极度疲乏、身体活动限制、肌肉力量下降、心肺功能下降、活动耐力不足、骨质疏松等问题，导致害怕活动，活动量受限。虽然休息是必要的，但是过度的休息对 SLE 病情毫无益处，适当的运动对疾病的康复能起到重要的作用。运动指导作为慢性病的辅助治疗对患者生活质量的提高起到了积极作用，主要体现在症状的管理和生存质量的提高，有助于改善患者肌肉骨骼状况、提高活动耐力、改善情绪反应和睡眠质量等，并能降低疾病治疗带来的经济压力。

规律运动可以对人体的免疫系统产生调节作用，降低体内 C- 反应蛋白水平，刺激增加抗炎因子脂联素水平，减轻炎症反应。运动干预需有计划、有组织、有目的地进行，患者可以咨询医务人员选择适当的运动方式、运动强度、运动频率等。适合 SLE 患者的常见运动形式包括中国传统的太极、八段锦，瑜伽，游泳，慢跑，抗阻训练等。

一、规律运动对 SLE 患者的益处

①增加肌肉力量。
②减缓关节融合及变形。
③控制体重及体脂。

④提高心肺功能。

⑤减轻压力。

⑥帮助预防骨质疏松。

二、运动锻炼 TIPS

①咨询专业人员一起制订适合你身体状况的运动计划。

②与有相同兴趣的伙伴一起运动，能提高运动乐趣，并更易坚持。

③循序渐进地进行运动。

④根据自己的身体状况及时调整运动量。

⑤注意避免运动损伤。

三、适合 SLE 患者的运动方法

（一）水疗

有氧运动如水疗锻炼被认为是 SLE 患者非药物治疗的一部分，锻炼有助于防止长期类固醇激素治疗造成的肌肉萎缩及骨质疏松。有氧运动指在氧气供应充分的条件下进行的体育运动，特点为强度低、节奏性强、持续时间较长。有氧运动因可增强全身代谢能力、身体耐力、心肺功能、缓解关节疼痛，简便易行而为广大患者所接受。

水具有浮力、热传导等物理特性，水的浮力可以减轻关节负重，低强度的功能锻炼，可以改善肌肉力量和关节活动度。患者沉浸在 34 ℃水里，可以降低交感神经兴奋性，减轻关节肿胀和降低人体肌肉骨骼的疼痛知觉，间接减轻肌肉痉挛，缓解关节疼痛；还能增强本体感觉、肌肉柔韧性和改善平衡功能。目前，应用较广的水上运动主要是游泳（图 11-5）和水上骑自行车。游泳是一种传统运动方式，经 3 个月规律游泳训练的患者较运动前的关节疼痛、僵硬评分大大降低、6 min 步行距离显著延长。水上骑自行车可增加受试者膝关节活动范围、下肢肌肉力量及有氧代谢能力。相较于陆上运动，水上骑自行车痛苦度小，有助于提高依从性。

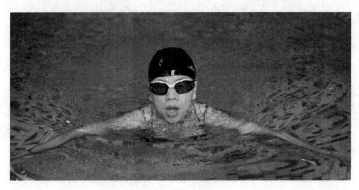

图 11-5　游泳

（二）瑜伽

"瑜伽"（yoga）一词出自梵语，其含义为"合一""和谐"。它是一项使身体、心灵和谐统一的运动方式，运用古老而易于掌握的技巧，完善锻炼者生理、心理、情感和精神方面的能力，是一种塑身、缓解精神压力的辅助疗法。它既是一般人进行锻炼、增强体质的健身手段，又是某些患有身体或心理疾病的人进行康复治疗的方法。它可以减少由于外部环境变化带给人们的紧张、焦虑、恐惧和悲伤等，这些外部环境因素包括自然灾害（海啸等）、工作和学习等，也可以减少自身内部原因造成的紧张、焦虑、抑郁、疼痛和睡眠不好等，这些自身内部因素包括疾病、疲劳、生理状态变化和压力等。它还可以改善关节活动度和平衡能力，提高肌肉力量，改善柔韧性，增强体质，也是某些病症患者康复的运动疗法，对骨关节炎、腰痛、骨质疏松和风湿性肌肉痛等的作用都是显著的。

由印度现代瑜伽大师 Sivanada 创立的哈他瑜伽，体位练习中包含 24 个体位动作。哈他瑜伽的特点在于它体位练习中动作缓慢，轻柔，舒适，安静。通过练习可协调身体的六大系统，增强练习者的身体柔韧度和耐力，对集中力也会有一定的提升。身体上的积极变化会给练习者带来心灵上的放松与平静，从而能够积极地面对外界的种种压力。

1. 瑜伽呼吸

瑜伽呼吸总是通过鼻子进行，在吸气和呼气之间不做停顿，也就是说不做闭气。瑜伽呼吸会带来深度的放松状态，会加强心的觉察力，能使意识和潜意识之间建立健康的平衡。它可以把内在的恐惧转化为健康、放松和宁静的状态（图 11-6）。

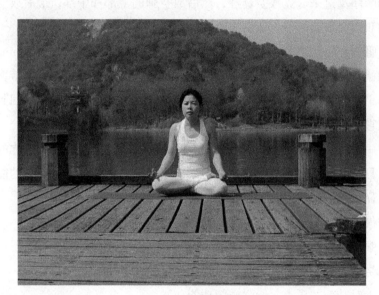

图 11-6　瑜伽呼吸

具体做法如下。

①先找到一个舒适的坐姿，背部挺直，双脚平放在地板上。

②一旦你舒适地坐好，就把右手放在上腹部，肚脐上方。这会帮助你感受呼吸的节奏，也会让呼吸更顺畅。

③闭上眼睛。不是必须闭上眼睛，但闭上眼睛能帮助你放松，让瑜伽呼吸进行得更容易。

④吸气通过连续的 3 个过程进行。第一步是腹式呼吸。从吸气开始，先让肺部下方充满空气。你放在腹部的手会感受到，当腹部轻轻扩张的时候，横膈膜的肌肉变得略微伸展，腹部扩张并向下伸展。第二步是中部呼吸。接第一步，继续吸气，感觉空气填满肺的中部和上部，你的肩膀会提升，在肺部扩张的时候，胸腔的肌肉会伸展。你可能会感到上背部、肩胛骨之间疼痛，这是由于多年的收缩导致肌肉僵硬所致，继续进行，几天之后不适感会消失。第三步是鼻呼吸。接着第二步，在空气充满肺部之后，让它继续上升，充满鼻腔通道和头部，带给你一

种轻松而愉悦的感受。

⑤开始呼气，吸气满了之后，不做停顿，也就是不闭气。当你呼气时，把前面吸气的顺序反过来。先放空鼻腔，然后放空肺的上部和中部，最后放空肺的下部。你的双肩会自然落下，然后横膈膜会回到正常位置。

⑥在吸气和呼气之间不做停顿（不闭气），持续这个练习大约 5 min。

⑦初始阶段，在一天中留出特别的几个时段来练习。一旦掌握了节奏，就把它作为你平时使用的呼吸方式。开始留意你的呼吸，每当它变浅或者回到老习惯时，就把它带回这种完全呼吸方式。

⑧有一条注意事项：确保要对自己温和。不必总是监视你自己和你的呼吸，因为这样只会导致不必要的焦虑，非但不能帮助你更加自由地让郁结的能量、内在的恐惧释放出去，反而会让你更加拘束。

2. 瑜伽功效

（1）眼镜蛇式动作的功效

①燃烧腰腹部脂肪。

②减少对肺部的压力，增强心肺功能。

③帮助肺细胞充满新鲜空气。

④锻炼脊柱和臀部，同时抗衰老。

⑤增强甲状腺功能，改善消化。

⑥对肾脏、肺部、膀胱有好处，加强臀部和大腿肌肉。

（2）猫式动作（图 11-7）的功效

①充分伸展背部和肩膀，改善血液循环。

②消除酸痛和疲劳。

③脊椎骨得到适当的伸展，增加灵活性。

④促进呼吸与甲状腺的新陈代谢。

⑤矫正背部，使脊柱恢复弹性。

⑥消除腹部与腰围多余脂肪。

⑦对女性月经不调、痛经、乳腺增生等有疗效。

（3）鱼式动作（图 11-8）的功效

①增加全身血液循环，平稳呼吸。

②胸部扩张、腹部自然收紧，使腹部扁平而有力。

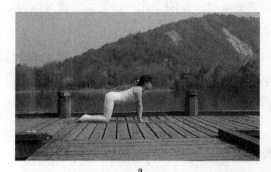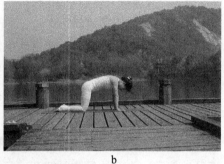

a   b

图11-7　猫式动作

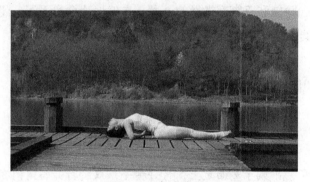

图11-8　鱼式动作

③缓解腰骶椎及背部疼痛。

④有益于甲状腺和甲状旁腺的功能。

⑤可减缓肩部肌肉瘀血和疼痛。

3.瑜伽休息术

这是古老瑜伽中的一种颇具效果的放松艺术。在整个练习过程中，需要完全集中意识且放松身体而让其休息。但这种休息与一般意义上的睡眠有着根本的不同，因为在正确的练习中练习者可以用意识去控制它，并且从意识中醒来。对于过于繁忙、缺少睡眠的人们，15 min左右的瑜伽放松术就能使精力恢复。睡前练习瑜伽休息术至自然入睡可充分提高睡眠质量。

瑜伽休息术避免直接吹风，光线不要太强，周围环境要比较安静，练习时间为 10 ～ 15 min。开始阶段，练习者、同学或家人将引导词朗读出来，当练习者已经记住基本的步骤之后，无论是日间需要休息或夜间上床入睡之前，都可以自己在心里默念做瑜伽休息术了。

仰卧放松功是最有效的瑜伽休息体式，它让呼吸缓慢顺畅，安抚神经，平静心灵，全身的能力得到恢复，身体产生和谐的感受，因此对于治疗失眠、神经衰弱、身体机能紊乱等现象都是十分有益的。仰卧放松功还是高血压、心脏病和癌症患者非常适合练习的方法。

在睡觉之前练习仰卧放松功可以提高睡眠的质量，它也是最理想的睡姿。背部贴地仰卧，头上的发饰要解开，不要影响颈部的放置。下巴微收回一点，颈项后侧拉伸靠近地面。手臂放在身体两侧斜向下，掌心朝上。腰骶展开，臀部稍向外移动，大腿、膝盖和双脚都微微的外翻，自然地让全身下沉。闭上双眼，放松全身，平静而自然地呼吸。

附：瑜伽休息术引导词

瑜伽休息术引导词

①解开发髻，平躺于垫面之上，盖好被子。双脚打开与肩同宽，脚尖自然外展。双臂自然放于身体两侧，放松双手手指，自然弯曲。

②调整呼吸，感觉到呼吸顺畅，循环不止，呼吸变得深长而均匀。慢慢地感受身体每个部位的放松。

③慢慢放松脚趾、脚掌、脚跟、脚踝，接着是小腿、小腿肌、膝盖，再放松大腿、大腿肌、臀部、骨盆、腹内脏器；慢慢放松肋骨、肋间肌、心、肺，接着是肩部、大臂、肘部、小臂、双手、手指。注意力转移到腰骶处，慢慢放松下背、中背、上背，然后慢慢放松背部的脊椎，一节一节地慢慢放松；慢慢放松颈椎、颈部的肌肉，接着放松头部、一根一根的发丝、眉毛、眼睛、鼻子、耳朵、嘴唇、下颌，感觉到面部表情很放松、很放松。

④放松身体，想象美好的事物，让自己平静祥和，在一片毫无烦恼、毫无忧愁的世界里。

⑤对身体保持一个高度的知觉，不要睡着，轻轻地动动双手、双脚，将掌心于胸前搓热，温暖双眼，再次于胸前搓热，温暖颈部，然后缓慢睁开双眼，从右侧起身。

（三）八段锦

八段锦（图11-9）是最为流行的健身气功之一，最早可追溯到史书《夷坚志》。八段锦是我国多个部委于2004年整合和创编的4套功法之一，整套动作简单易学、形式流畅。研究结果表明，八段锦可明显提高中老年人上下肢肌力、平衡能力及关节和神经系统的灵活性。研究还发现，经过3个月的八段锦锻炼，肺活量、握力、下肢平衡能力改善非常显著。

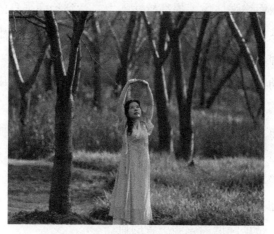

图11-9　八段锦（双手托天理三焦）

对于一些腿脚不方便的患者可以练习坐式八段锦，每天只需花10 min就能完成，长期坚持能够使全身气血畅通，睡眠质量得到提高，免疫力增强，少患疾病，益寿延年。

坐式八段锦口诀：

闭目冥心坐，握固静思神，叩齿三十六，两手抱昆仑，左右鸣天鼓，二十四度闻。

微摇撼天柱，赤龙搅水浑，漱津三十六，神水满口匀，一口分三咽，龙行虎自奔。

闭气搓手热，背摩后精门，尽此一口气，想火烧脐轮。左右辘轳转，两脚放舒伸，叉手双托虚，低头攀足频。以候逆水上，再漱再吞津，如此三度毕，神水九次吞，咽下汩汩响，百脉自调匀。河车搬运迄，发火遍烧身，邪磨不敢近，梦寐不能昏，寒暑不能人，灾病不能迹，子前午后作，造化合乾坤，循环次第转，八卦是良因。

（四）太极拳

太极拳运动起源于河南省温县陈家沟，距今有 300 多年的历史，讲究柔、缓、松、静、连、稳、圆、整，但更强调"用意识引导动作"。它是一种"意动身随""意到劲到""以意导气"的意识运动。长期坚持进行太极拳运动可以逐步调整人体生理功能，从而增强体质、提高抗病能力，达到治病强身的目的。太极拳运动不仅能改善慢性病患者肌肉骨骼状况、肢体的灵活性和平衡感，还能提高患者的心血管功能、肺功能、内分泌功能、免疫功能和精神健康等。太极拳运动时要求意识、呼吸、动作紧密结合，身体各个部位须保持一定的弧度使身体处于放松状态。舒展圆活的放松姿势可使肌肉运动和呼吸运动更富有节奏，从而有效地帮助气血运行。气血运行顺畅将有利于循环系统功能的改善，进而促进心血管疾病和呼吸系统疾病患者的康复。

太极拳运动可在音乐伴奏下进行，使患者舒缓情绪、全身心放松，有效改善心功能和心肌代谢。坚持太极拳运动有利于维持血压的正常范围，改善慢性病患者呼吸系统功能，帮助降低糖尿病患者的血糖。

太极拳练习对稳定期 SLE 的疾病发展没有不良影响，采用中低强度的太极拳，持续练习 6 个月以上，可改善患者运动能力、心理状态和生活质量，对患者焦虑、抑郁等负性情绪和总体精神状况也有所改善，从而提高心理健康水平，促进慢性病康复进程。

SLE 患者并不适宜采用高强度的运动方式，太极拳的运动特点能使关节周围肌肉和韧带得到良好锻炼。太极拳结合局部抗阻训练，可延缓负重部位的骨量丢失，是防治骨质疏松症的有效途径，对预防股骨颈骨折有重要价值，有利于改善平衡功能，减少跌倒风险，进而降低骨质疏松性骨折的发生率。

附：24 式简化太极拳

24 式简化太极拳

一、24 式简化太极拳口诀

1. 起势

①两脚开立；②两臂前举；③屈膝按掌。

2. 野马分鬃

A. ①收脚抱球；②左转出步；③弓步分手。

B. ①后坐撇脚；②跟步抱球；③右转出步；④弓步分手。

C. ①后坐撇脚；②跟步抱球；③左转出步；④弓步分手。

3. 白鹤亮翅

①跟半步胸前抱球；②后坐举臂；③虚步分手。

4. 搂膝拗步

A. ①左转落手；②右转收脚举臂；③出步屈肘；④弓步搂推。

B. ①后坐撇脚；②跟步举臂；③出步屈肘；④弓步搂推。

C. ①后坐撇脚；②跟步举臂；③出步屈肘；④弓步搂推。

5. 手挥琵琶

①跟步展手；②后坐挑掌；③虚步合臂。

6. 倒卷肱

①两手展开；②提膝屈肘；③撤步错手；④后坐推掌。此组动作重复 3 次。

7. 左揽雀尾

①右转收脚抱球；②左转出步；③弓步棚臂；④左转随臂展掌；⑤后坐右转下捋；⑥左转出步搭腕；⑦弓步前挤；⑧后坐分手屈肘收掌；⑨弓步按掌。

8. 右揽雀尾

①后坐扣脚，右转分手；②回体重收脚抱球；③右转出步；④弓步棚臂；⑤右转随臂展掌；⑥后坐左转下捋；⑦右转出步搭手；⑧弓步前挤；⑨后坐分手屈肘收掌；⑩弓步推掌。

9. 单鞭

①左转扣脚；②右转收脚展臂；③出步勾手；④弓步推举。

10. 云手

①右转落手；②左转云手；③并步按掌；④右转云手；⑤出步按掌。此组动作重复2次。

11. 单鞭

①斜落步右转举臂；②出步勾手；③弓步按掌。

12. 高探马

①跟步后坐展手；②虚步推掌。

13. 右蹬脚

①收脚收手；②左转出步；③弓步划弧；④合抱提膝；⑤分手蹬脚。

14. 双峰贯耳

①收脚落手；②出步收手；③弓步贯拳。

15. 转身左蹬脚

①后坐扣脚；②左转展手；③回体重合抱提膝；④分手蹬脚。

16. 左下势独立

①收脚勾手；②蹲身仆步；③穿掌下势；④撇脚弓腿；⑤扣脚转身；⑥提膝挑掌。

17. 右下势独立

①落脚左转勾手；②蹲身仆步；③穿掌下势；④撇脚弓腿；⑤扣脚转身；⑥提膝挑掌。

18. 左右穿梭

①落步落手；②跟步抱球；③右转出步；④弓步推架；⑤后坐落手；⑥跟步抱球；⑦左转出步；⑧弓步推架。

19. 海底针

①跟步落手；②后坐提手；③虚步插掌。

20. 闪通臂

①收脚举臂；②出步翻掌；③弓步推架。

21. 转身搬拦捶

①后坐扣脚右转摆掌；②收脚握拳；③垫步搬捶；④跟步旋臂；⑤出步裹拳

拦掌；⑥弓步打拳。

22. 如封似闭

①穿臂翻掌；②后坐收掌；③弓步推掌。

23. 十字手

①后坐扣脚；②右转撇脚分手；③移重心扣脚划弧。

24. 收势

①收脚合抱；②旋臂分手；③下落收势。

二、24 式简化太极拳图解

24 式简化太极拳各招式名称如表 11-13 所示。

表 11-13　24 式简化太极拳各招式名称

1	起势	2	野马分鬃	3	白鹤亮翅	4	搂膝拗步
5	手挥琵琶	6	倒卷肱	7	左揽雀尾	8	右揽雀尾
9	单鞭	10	云手	11	单鞭	12	高探马
13	右蹬脚	14	双峰贯耳	15	转身左蹬脚	16	左下势独立
17	右下势独立	18	左右穿梭	19	海底针	20	闪通臂
21	转身搬拦锤	22	如封似闭	23	十字手	24	收势

练习 24 式简化太极拳，要注意各招式的分解动作如表 11-14 所示。

表 11-14　24 式简化太极拳各招式的分解动作

起势 1	起势 2	起势 3	起势 4	起势 5

续表

野马分鬃 1	野马分鬃 2	野马分鬃 3	野马分鬃 4	野马分鬃 5
野马分鬃 6	野马分鬃 7	野马分鬃 8	野马分鬃 9	野马分鬃 10
野马分鬃 11	野马分鬃 12	野马分鬃 13	野马分鬃 14	野马分鬃 15
白鹤亮翅 1	白鹤亮翅 2	白鹤亮翅 3	搂膝拗步 1	搂膝拗步 2

续表

搂膝拗步 3	搂膝拗步 4	搂膝拗步 5	搂膝拗步 6	搂膝拗步 7
搂膝拗步 8	搂膝拗步 9	搂膝拗步 10	搂膝拗步 11	搂膝拗步 12
搂膝拗步 13	搂膝拗步 14	搂膝拗步 15	手挥琵琶 1	手挥琵琶 2
手挥琵琶 3	倒卷肱 1	倒卷肱 2	倒卷肱 3	倒卷肱 4

续表

倒卷肱 5	倒卷肱 6	倒卷肱 7	倒卷肱 8	倒卷肱 9
倒卷肱 10	倒卷肱 11	倒卷肱 12	倒卷肱 13	倒卷肱 14
倒卷肱 15	倒卷肱 16	左揽雀尾 1	左揽雀尾 2	左揽雀尾 3
左揽雀尾 4	左揽雀尾 5	左揽雀尾 6	左揽雀尾 7	左揽雀尾 8

续表

左揽雀尾 9	左揽雀尾 10	左揽雀尾 11	左揽雀尾 12	左揽雀尾 13
右揽雀尾 1	右揽雀尾 2	右揽雀尾 3	右揽雀尾 4	右揽雀尾 5
右揽雀尾 6	右揽雀尾 7	右揽雀尾 8	右揽雀尾 9	右揽雀尾 10
右揽雀尾 11	右揽雀尾 12	右揽雀尾 13	右揽雀尾 14	单鞭 1

单鞭 2	单鞭 3	单鞭 4	单鞭 5	单鞭 6
云手 1	云手 2	云手 3	云手 4	云手 5
云手 6	云手 7	云手 8	云手 9	云手 10
云手 11	云手 12	云手 13	云手 14	云手 15

续表

单鞭 1	单鞭 2	单鞭 3	单鞭 4	单鞭 5
高探马 1	高探马 2	右蹬脚 1	右蹬脚 2	右蹬脚 3
右蹬脚 4	右蹬脚 5	右蹬脚 6	双峰贯耳 1	双峰贯耳 2
双峰贯耳 3	双峰贯耳 4	转身左踢脚 1	转身左踢脚 2	转身左踢脚 3

续表

转身左踢脚4	转身左踢脚5	转身左踢脚6	左下势独立1	左下势独立2
左下势独立3	左下势独立4	左下势独立5	左下势独立6	左下势独立7
右下势独立1	右下势独立2	右下势独立3	右下势独立4	右下势独立5
右下势独立6	右下势独立7	左右穿梭1	左右穿梭2	左右穿梭3

续表

左右穿梭 4	左右穿梭 5	左右穿梭 6	左右穿梭 7	左右穿梭 8
左右穿梭 9	左右穿梭 10	左右穿梭 11	海底针 1	海底针 2
闪通臂 1	闪通臂 2	闪通臂 3	转身搬拦锤 1	转身搬拦锤 2
转身搬拦锤 3	转身搬拦锤 4	转身搬拦锤 5	转身搬拦锤 6	转身搬拦锤 7

续表

如封似闭 1	如封似闭 2	如封似闭 3	如封似闭 4	如封似闭 5
如封似闭 6	十字手 1	十字手 2	十字手 3	十字手 4
收势 1	收势 2	收势 3	收势 4	

（五）跑步

放松慢跑锻炼（全身放松，双上肢自然摆动，全脚着地，自然平静呼吸，既具有一定耐力性，又以不感到疲乏、劳累为度），是医疗体育的一种运动方式，从能量供应的角度而言属于有氧运动，可以使体内储备着的毛细血管开放，对改善机体物质代谢和提高酶的活性均有很大作用，能延缓血管机能衰退过程，保持动脉管壁弹性与顺应性，对防治高血压病及心脑肾器官病变的发生、发展均具有重要意义。

简单来说，正确的跑步姿势应该是"抬头挺胸跑"（Run tall），这意味着你应该舒展自己身体的每一部分，特别是挺直背部。实际上每个人都有适合自己的跑步姿势，不强求所有人的跑步动作一致，但掌握以下的动作指导有助于保持跑步动作完美（图 11–10）。

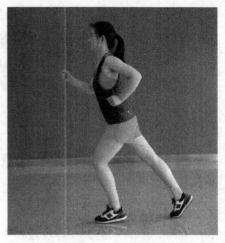

图 11-10　跑步

1. 头部

完美的跑步动作，头部姿势是关键。你应该放眼前方，目光看着地平线，既不抬头向上看也不低头含胸看地面，这样可以让你挺起颈部和背部。这个姿势也可以让你放松下巴和脖子，跑步时下巴不应该向前突出。头低下，看着地面与双脚，不知不觉地就弓起背，胸廓往内收缩，两肩下塌，上身微微前倾，这样很容易摔倒受伤。头部过度地仰起，面朝斜前方，胸廓随之外扩，令后腰往内收，这样跑起来会很吃力。

2. 肩膀

放松你的肩膀，让它们左右平衡，尽可能放得更低。跑步时你的肩膀要保持方正和水平，肩部不应该左右摇摆，随意甩动。不要耸肩，这样会让肩部紧张，增加体能不必要的消耗，会影响下盘发力。

3. 躯干

正确头部和肩膀姿势，可以让你的躯干在跑步时保持合适的角度。跑步时你的身体应该几乎是笔直的，上半身微微前倾。当然前倾角度太大会让膝盖和背部过度紧张，影响你的步幅从而阻碍前进的动力。同时一定不要往后仰，后仰将导致你步伐过长，重心落在你的脚后跟上。跑步时直立你的肩膀、背部，舒展你的胸部，可以让你肺最大限度呼吸。还有就是不要让你的身体左右摇摆。

4. 手臂

跑步时你的手臂运动有助于向前推进，同时你的手臂运动还有助于最大限度地减少躯干旋转。保持你的肘部弯曲约90°。在跑步过程中尽可能放松你的手臂，同时保持与腿部运动的步幅一致。在跑步过程中向上或向下摆动你的手臂，手在向上摆动到和你的胸骨齐平的位置，向下摆动带到腰带位置。保持这个运动幅度，不要过高或过低。跑步的时候，两臂自然屈肘，放于两侧并放松，无名指与小拇指自然弯曲，大拇指、示指与中指则自然张开，无须刻意摆动手臂。

5. 手

跑步时让你的双手和手腕保持放松状态，你的双手应该保持虚握拳头的状态，手指只要轻触你的手掌就好。

6. 臀部

对于初学者来讲，在跑步过程中定位你的臀部并不是那么容易。如果你的头部，肩部和躯干动作正确，臀部也自然会保持正确姿势。这时你的臀部也是应该是保持笔直状态的。如果你的躯干倾斜得靠前或者靠后太多，你的骨盆也会倾斜。

7. 膝盖和腿

跑者在耐力跑中，膝盖不举得过高，降低步伐可以让你的步伐更高效。在短跑时应需要更大的向前推动能源，追求力量和速度，所以可以尽量抬高你的膝盖。此外，保持膝盖微曲，落地时可以帮助你吸收冲击力。跑步时注意控制步幅不要过大，但目的是使你的脚在你身体正下方落地。如果你的小腿延伸在你的身体面前落地就说明你的步伐过大了。跑步时控制膝盖抬起的高度，可控制你奔跑的速度。

8. 脚

你的脚应该尽可能轻地落在地面，前脚掌先落地，通过足弓快速传导到你的脚趾和脚后跟。跑步时要让你的脚尽可能保持柔软，弹性和放松状态！跑步的时候，双腿要放松，如果太过于着重跨步的话，步伐太大，双腿太用力，反而会消耗多余的体力，令你十分疲倦。

（六）抗阻训练

渐进式抗阻训练是新兴的一种肌力训练技术，通过对抗外界阻力使神经肌肉产生适应性变化，改善骨骼肌功能，增加肌肉力量和肌肉耐力，对因肌肉本身病变或神经系统病变导致的运动功能障碍效果显著。抗阻训练包括负重抗阻运动

（举哑铃）（图 11-11）、对抗性运动（拳击）、克服弹性物体运动（弹力带、弹力管）和力量训练器械等。最常用的方法为举重物和弹力带练习。抗阻练习分为 2 种形式：一种是静止训练，也称为等长练习；另一种是力量练习，也称为等张练习。等长肌肉收缩是指肌肉力量与外界阻力平衡，关节静止不动；等张肌肉收缩是指肌肉长度缩短而张力保持不变，肌肉收缩力超过外界阻力。

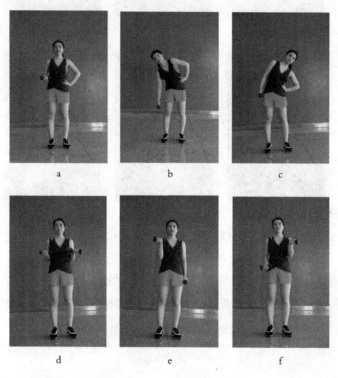

图 11-11　负重抗阻运动

抗阻运动的强度判断指标为最大负荷重量。最大负荷重量是指个体能且仅能举起一次的重量。高强度抗阻运动为外界阻力超过最大负荷重量的 75%，中等强度的抗阻运动是指外界阻力为最大负荷重量的 50% ～ 74%。抗阻训练目前在 SLE 患者中应用的报道较少，运动方式为负重抗阻运动、克服弹性物体运动（图 11-12）和力量器械训练。

抗阻训练对患者健康状况有积极影响，但其效果整体上较有氧运动稍差。目

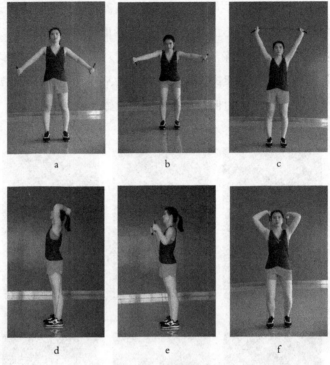

图 11-12　克服弹性物体运动

前，SLE 患者采用的有氧运动多为全身运动，如健步走、慢跑、功率自行车等需要全身肌肉和大关节的参与，若患者存在局部肌肉疼痛或者关节受损的情况会参与困难，抗阻训练可以锻炼部分肌肉，患者可以根据自身情况灵活选择，作为有氧运动的有益补充。

第六节　皮肤护理

　　皮肤问题在 SLE 患者中很常见，相较于其他疾病造成的皮疹，SLE 的皮疹非常特殊，光敏感患者暴露在日照紫外线和特殊类型的人造光下会加重皮疹和皮损，紫外线是最明显的与 SLE 相关的环境因素。紫外线可以使上皮细胞核的

DNA 解聚为胸腺嘧啶二聚体，后者具有很强的抗原性，可刺激机体的免疫系统产生大量自身抗体，导致 SLE 病情发作。使 SLE 患者出现光敏感的主要是波长为 290 ～ 320 nm 的紫外线 B，这种紫外线可以透过云雾层和玻璃。

一、常见皮损

①蝶形红斑：如图 11-13 所示，蝶形红斑是分布于脸颊两侧，通过鼻梁相连的皮损，症状轻重不一。太阳光或某些人造光中的紫外线，可使皮损加重。皮疹可消退，但也可反复出现。

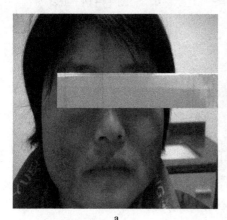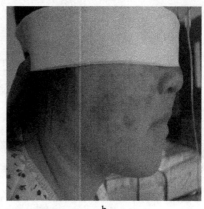

a

b

图 11-13　蝶形红斑

②盘状病变：这些瘢痕状、硬币状的损伤出现在暴露于紫外线照射下的部位，可能发生在头皮上，并产生永久性瘢痕。

③亚急性皮损：这些非瘢痕、红色、硬币状的皮损对紫外线非常敏感，可以出现鳞片，和银屑病的症状相似。可以发生在面部或身体的其他部位。

④黏膜病变：有些患者可见口腔溃疡，鼻和阴道的无痛性溃疡。

⑤脱发：除了由于盘状病变而引起的脱发外，SLE 患者会因为感染、使用糖皮质激素或其他抗 SLE 药物导致暂时性的、广泛性的脱发。严重的 SLE 会导致头发稀疏，易折断，毛囊发育受损（图 11-14）。

⑥皮肤血管炎皮损：是血管炎症的一种情况，小血管破裂出血到组织中，导

致皮肤瘀点瘀斑形成，血液循环障碍，发展成皮肤溃疡，指、趾端干性坏疽，干性坏疽是严重组织损伤的标志，一旦出现请及时门诊就诊。

⑦雷诺现象：雷诺现象是指趾端血管在极端情况下对寒冷或压力做出的反应，因血管收缩，血管血液供应减少，导致手指和脚趾发冷、发白或发紫，而指、趾端变热，循环恢复正常时，会产生刺痛和疼痛。

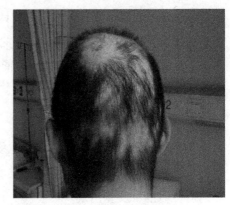

图 11-14　脱发

⑧药物相关的皮肤改变：治疗 SLE 的药物如糖皮质激素、免疫抑制剂和抗肿瘤药物都会影响皮肤，应注意药物使用反应。

二、健康 TIPS

①减少暴露在阳光和一些人造光源下（特别是荧光和卤素灯光），SLE 患者的皮肤对这些来源的紫外线非常敏感。

②上午 10 时和下午 4 时之间需要限制户外活动。

③户外活动裸露在外的皮肤需要涂抹防晒系数（SPF）在 15 以上，能抵抗 UVA 和 UVB 射线的防晒霜，或穿防晒服。

④用 30℃左右的温水湿敷红斑处，每日 3 次，每次 30 min，可促进局部血液循环。

⑤条件允许的前提下，也可以用加湿器熏蒸面部皮肤。不管是阴天和晴天，即使整天待在室内，也要擦防晒霜。

⑥外出时穿有防护功能的帽子、外套，如宽边帽子和紧密材料制成的衣服。如果你对阳光特别敏感的话，考虑特别设计的紫外线防护服。

⑦需要注意荧光灯和卤素灯，如落地灯、头顶灯、复印机和幻灯片投影仪，若你在这些有荧光灯的办公室工作，防晒和防护服是必要的，或者尝试将工作场所的有害光源更换成桌面灯。

⑧注意上衣领口不要过大，以防皮肤过多暴露。开车时也要注意手臂皮肤的防护。

⑨如果有皮疹、疼痛出现或恶化，立即门诊就诊。

⑩如果你的皮肤状况需要药物控制症状，一定要按时服用药物。

⑪如果你有口腔溃疡，每天用漱口液保持口腔清洁，吃软食，选用药物治疗。

⑫避免使用染发剂、护肤霜等会使你的皮肤状况恶化的产品，一些药物包括四环素类抗生素、利尿剂、非甾体抗炎药、甲氨蝶呤、羟氯喹会让你对紫外线更敏感，服药期间尤其要注意防晒。可以尝试使用低过敏的、带有隔离功能的化妆品。

⑬如果你有雷诺现象，在寒冷天气里要特别注手和脚保暖，提高室内温度。避免吸烟、咖啡因、压力等易导致雷诺现象发生的因素。

第七节 关节自护

95%的SLE患者在病程中有关节疼痛或关节症状，关节症状往往是首发症状。关节疼痛和关节症状可反复发作，但不会造成关节的骨质破坏，涉及的关节包括手指、手腕、膝盖、肘部和脚踝，通常不涉及肩部，表现为对称性的关节症状。

①关节痛：晨僵，肿胀，或关节发红。

②肌痛或肌炎：可表现为全身肌肉疼痛和压痛，尤其是上肢和上肢疼痛。疼痛通常是纤维肌痛引起的，纤维肌痛是一种慢性疼痛综合征，其特点是广泛的疲劳和肌肉疼痛。

③其他关节并发症：严重的关节损害在SLE患者中比较少见，包括骨坏死、手小关节结节的形成、肌腱炎、肌腱断裂和腕管综合征。

控制疼痛的方法如下。

①对受影响的关节进行冷热敷。

②用枕头、毯子或夹板支撑受影响的关节，关节制动，保持关节于舒适的功能位置。

③适当抬高肿胀关节以减轻肿胀。

④使用药物来控制疼痛。

⑤保持关节功能和增加肌肉力量。

⑥温水澡缓解僵硬。

⑦避免负重。

⑧避免高强度活动，避免引起关节疼痛、肿胀、压痛不适的任何活动。急性期，避免活动及家务劳动，在许可范围内做关节被动运动；缓解期，在专业医生的指导下做关节运动，保持关节功能，提高你的整体健康水平。

附：关节功能锻炼方案（表11-15）

表11-15　关节功能锻炼方案

急性期	以卧床休息为主，症状减轻后进行四肢的主动或被动运动
缓解期	每天定时做全身和局部相结合的关节运动
关节功能4级	①保持关节于功能位制动休息，避免受压和负重 ②进行力所能及的肌力锻炼和小幅屈伸活动辅助热敷、按摩和适当的被动活动 ③必要时小夹板短时间固定
关节功能2级、3级	①生活尽可能自理 ②动作幅度及时间依据身体状况而定，以不感劳累和疼痛为度 ③活动前先进行局部热敷和按摩，然后轻拉肢体，尽量维持在功能位 ④每天全面关节体操2～3次：指关节，用力握拳、合掌、对指运动，手指平伸紧贴桌面；腕关节，双手合掌，反复交替向一侧屈腕，扶持物体练习旋腕；肘关节，两臂向前或两侧平举，用力握拳，屈肘尽量达肩高，然后伸肘伸拳，反复练习；肩关节，练习梳头、用手摸对侧耳朵，滑轮拉绳练习，两手分别从一侧颈旁及另一侧腋下向后伸，努力在背部相扣；踝关节，取坐位练习屈伸、旋转动作；膝、髋关节，原地踏步、滚圆木，逐级上下楼梯，抬腿练习，下蹲训练
关节功能1级	①日常生活的训练包括手指的抓、捏、握等练习、骑自行车、游泳、散步、打太极拳等活动 ②回归正常的工作生活 ③注意保暖、避免小关节的负重创伤 ④在康复科医生的指导下进行物理治疗 ⑤做关节体操

续表

养成良好的生活习惯，在医护人员指导下有计划地进行手指关节、膝关节、肩关节等的功能锻炼。

①经常地、规律地将关节进行最大范围的活动。

②衣服应舒适、轻巧和容易穿脱。

③餐桌和办公桌应调节到合适的高度，不宜选用太软和太矮的椅子。

④取物时应先蹲下，避免频繁弯腰。

⑤避免长时间保持一种姿势或动作。

⑥乘坐交通工具或看电影、长途旅行，选择靠过道的座位，以利于有更多的空间活动四肢。

⑦不用手指长时间提拿、握持重物，最好选用肩挎包。

一、手指关节操

（一）动作1——上下摆手（图11-15）

双臂平放在桌面上，手掌向下。

第一步，以腕关节为支点，手向上抬起，姿势类似向别人打招呼，尽量做到摆动的最大幅度。

第二步，以腕关节为支点，手逐渐放下，并低于腕关节平面，前臂有向前牵拉的感觉。

第三步，保持6 s放松。

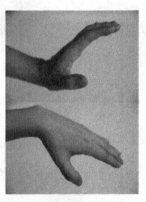

图11-15

（二）动作2——左右摆手（图11-16）

肘关节支撑在桌面上，手背面对自己。

第一步，以腕关节为支点，手向小指方向歪。

第二步，以腕关节为支点，手向大拇指方向倒，姿势如同摇手。

（三）动作3——逐一对指（图11-17）

第一步，用示指接触大拇指。

第二步，用中指接触大拇指。

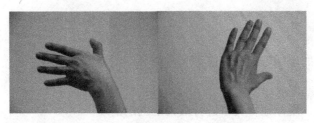

图 11-16

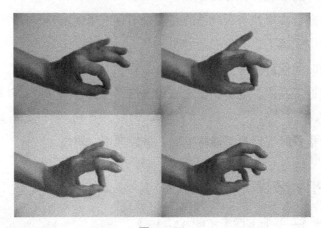

图 11-17

第三步，用无名指接触大拇指。

第四步，用小指接触大拇指。

（四）动作4——握拳平展（图 11-18）

第一步，五指屈曲，握成拳头状。

第二步，五指放开，尽量伸直。

推荐去买两个有弹性的握力小球，经常握其锻炼，可以有效增加手部力量，但注意不要过度。

二、缓解膝关节交锁

双腿前伸坐在地板上，然后身体前屈，用手去触摸地板，下颌向前伸，一边呼气，一边向后翻滚。后翻时如果不含下巴很容

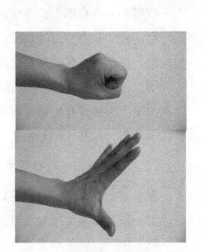

图 11-18

易把头撞到地板上，应在较为柔软的地毯或草地上练习；在翻滚时紧缩腹肌，双腿在空中带动身体，从而达到后翻，下颌一定向前伸，否则会碰到后脑部。后翻时应向外吐气，以达到肌肉完全放松，站起时应吸气，在翻滚后，利用脚力支撑起身体，做 20～30 次后，身体保持照片上的姿势 20～60 s。这一运动处方可以使膝关节的大腿股四头肌得到放松，从而松解交锁现象。

三、肩关节疼痛锻炼

左右摇头，左右两手选择轻松容易的一边，单手做空抓，手心向上，举起手臂，下意识的深吸一口气，手在举起、放下之间，肌肉的伸肌和缩肌直接关系到肩部的肌肉和背部的肌肉；身体呈正位，双手下垂，患侧上肢单手抓空，然后握拳，并做呼气状；身体仰躺，双手上仰，选择手肘弯曲，手心向上的一侧，单手做抓空，手心向下内侧的同时，放下手臂；在运动时一般用患侧手做空抓动作，可随时随地进行，每套动作做 20 遍，然后休息 5 min，再做 2～3 次。

四、颈、肩、腰、背痛锻炼

这一处方是根据日本的生物、平衡理论而设计。这套方法可以使颈肩背部肌肉力量增强，新陈代谢加速，血液、淋巴液及脑脊液在体内顺畅流动，给人的感觉就像按摩一样，心情舒畅。双脚分开，膝间保持两个拳头的距离，两眼平视前方，挺胸；然后慢慢吸气，缓缓抬起双手；双手上举，使腰及背部得到完全伸展，深吸一口气后，屏气 5～7 s；吐气、放松双臂、手心向身体方向慢慢放下；手再慢慢放下置胸前；手放到胸前的位置时，上身放松，持续 2～3 min，再恢复至刚开始的位置，然后吐气，停止 3 s。这种锻炼方法一般在起床后练习 3～4 遍效果最佳。

第八节 自我服药管理

一、非甾体消炎药

非甾体消炎药常用于缓解 SLE 患者的疼痛和炎症，有许多不同类型，其中有些属于非处方药。非处方 NSAIDs 包括阿司匹林、布洛芬，泰诺不是 NSAIDs，也不是用来缓解 SLE 炎症的药物。

非甾体消炎药是常规用药，但对不同的人药效可能有差异。此外，NSAIDs 在一段时间内可能效果良好，但是随着时间的推移，药效可能会下降，此种情况，根据医生的建议更换不同的药物以达到需要的效果。

（一）不良反应

包括胃不适、头痛、耳鸣、头晕、皮疹、瘙痒、体液潴留和消化道出血。

（二）预防措施

①在怀孕期间谨慎使用 NSAIDs，但不要在怀孕的前 3 个月或分娩前服用。非甾体抗炎药会出现在母乳中，所以如果母乳喂养应谨慎使用。

②部分服用非甾体抗炎药的患者对阳光变得更敏感，可以使用防晒霜和防护服，避免暴露在阳光下。

③不要超量用药。

④需经过医生评估，NSAIDs 才可以与其他药物一起服用。

⑤长期服用非甾体抗炎药患心血管疾病的风险增加，需要权衡非甾体抗炎药的利弊。

⑥做任何治疗前，和照顾你的医生护士说明正在服用 NSAIDs。

⑦餐后服用 NSAIDs，谨慎摄入酒精饮料，因为它们都会刺激胃肠道引起不适。

二、抗疟药

抗疟药在控制狼疮关节炎，皮肤瘙痒，口腔溃疡和其他症状如疲劳、发热方面非常有效。它们用于治疗没有器官损害的 SLE，对盘状红斑狼疮（DLE）的治疗也非常有效。

部分患者使用抗疟药控制病情非常有效，但它们起效慢，使用需要耐心，可能几个星期或几个月后才能看到症状的改善。

（一）不良反应

包括胃不适、食欲不振、呕吐、腹泻、视力模糊、难以集中注意力、头痛、紧张、易怒、头晕、肌肉无力、皮肤干燥和发痒、轻度脱发、皮疹、皮肤颜色变化及异常出血或瘀点。

（二）预防措施

①备孕患者咨询医生后方可服药。
②不要超量服用药物。
③在没有经过你的护士或医生评估前，请不要与其他药物一起服用抗疟药。
④做任何治疗前，和照顾你的医生护士说明正在服用抗疟药。
警告!
严重的不良反应是视网膜损害，因此使用这种药物治疗之前应进行彻底的眼睛筛查并每年进行复查。

三、糖皮质激素

糖皮质激素类药物是一种非常有效地降低免疫反应的药物，可以迅速控制SLE症状，防止复发。糖皮质激素软膏也可治疗由SLE引起的皮疹，泼尼松是一种常用于治疗SLE的糖皮质激素药物。

根据病情慎重选用糖皮质激素，少部分患者可能只需要短期服用糖皮质激素类药物，一旦病情好转或消失即可逐渐减量甚至停药。其他有更严重或生命威胁问题的患者需要更长时间服用更高剂量的药物。一般说来，糖皮质激素起效后，应逐渐减量，直到可以完全停止使用。如果不能完全停药，医生也会以尽可能少的维持剂量来控制症状。

需要严格按照处方服用药物。长期服用糖皮质激素的患者在遇到突发事件前后可能需要更高的药物剂量，如手术、外伤等，具体请询问照顾的医护人员。

（一）不良反应

①外观的改变（如痤疮或面部毛发增多），满月脸，皮肤菲薄、易损伤；向心性肥胖，情绪发生变化，易怒，易激动，或抑郁。

②食欲增加、体重增加，伤口愈合不良，头痛，青光眼，月经不规律，消化性溃疡，肌肉无力，骨质疏松，类固醇性糖尿病和骨坏死。

（二）预防措施

①部分糖皮质激素会通过胎盘，所以在怀孕期间要经过医生评估选择合适的糖皮质激素种类。

②避免接触感染人群，远离人员集中的场所。

③定期进行视力检查，关注有无视力方面的问题。

④与注册营养师交谈，如何保持均衡的营养和体重，并尽量减少某些药物不良反应。

⑤在没有经过你的护士或医生评估前，请不要与其他药物一起服用激素药。

⑥做任何治疗之前，和照顾你的医生护士说明正在服用激素药。

警告！

①如果对这种药有过敏反应，请勿继续服用。

②携带病历卡和特殊用药警示卡，提醒医务人员你服用了糖皮质激素。如果近期准备安排手术治疗，需要让手术医生提前知道你正在服用糖皮质激素，需要根据你的情况酌情增加药物剂量。

③千万不要漏服。每天定时服用，如果你漏服了1次，请专科医生进行指导如何补服。

④不要突然停药。正常的人体通常会产生少量的皮质激素，起到非常重要的生理调节功能。当你服用糖皮质激素药物时，你的身体分泌的激素会比平时少得多，甚至完全停止。如果突然停药，可能会引发症状反跳及肾上腺皮质功能不全。肾上腺功能不全的症状包括虚弱、疲劳、发烧、体重减轻、呕吐、腹泻和腹痛。

四、硫唑嘌呤

硫唑嘌呤是一种免疫抑制药物，主要用于器官移植，以防止身体排斥新器官，也适用于肾脏或其他器官有损害、肌肉发炎或晚期关节炎的 SLE 患者，有助于缓解疾病的症状和受影响的器官。

硫唑嘌呤可以减少糖皮质激素类药物的用量。这意味着减轻了其所产生的不良反应。免疫抑制剂硫唑嘌呤也会有严重的不良反应，需要医生根据你的情况调整用药，达到最佳效果、最小的不良反应。

（一）不良反应

包括胃不适、恶心、呕吐、腹痛、口腔溃疡、尿色深、浅色便、黄疸、不寻常的出血或瘀斑，以及感染的迹象（如寒战、发烧、喉咙痛或疲劳）。

（二）预防措施

①不超剂量服药。

②避免接触感染人群，远离人员集中的场所。

③每周监测血常规。

④在没有经过你的护士或医生评估前，请不要与其他药物一起服用硫唑嘌呤。

⑤做任何治疗之前，和照顾你的医生护士说明正在服用硫唑嘌呤。

警告！

这种药物的使用对胎儿来说是一个高危因素，在治疗期间和结束治疗后 12 周内避孕。硫唑嘌呤可以进入母乳，所以在母乳喂养前咨询你的医生。

五、环磷酰胺

环磷酰胺被用于糖皮质激素无法控制症状的 SLE 患者。环磷酰胺是一种非常有效的药物，抑制免疫反应，从而降低疾病活动。需要专科医生根据你的情况调整用药，达到最佳效果及最小的不良反应。

（一）不良反应

包括恶心、呕吐、食欲不振、口腔溃疡、疲劳、暂时性脱发、血尿、出血性膀胱炎、呼吸急促、月经量稀少、阳痿、不孕或感染症状（如体温升高、咽喉或流感症状）。

（二）预防措施

①不要超剂量。

②避免接触感染人群，远离人员集中的场所。

③用药期间每日饮水 2500 ～ 3000 mL。

④做任何治疗之前，和照顾你的医生护士说明正在服用环磷酰胺。

警告！

备孕患者避免服用此药，会导致出生缺陷。在服用此药时，必须使用有效的节育方法，咨询专科医生后有计划怀孕。

环磷酰胺治疗可能会使妇女无法产卵，使男子无法产生精子而导致终生不孕，如果你有生育需求，在治疗前，可以考虑储存卵子或精子。

六、甲氨蝶呤

甲氨蝶呤通常用于当非甾体类抗炎药物或抗疟药不能控制 SLE 症状时。它的作用是抑制过度活跃的免疫系统，控制疾病复发或疾病活动增加。甲氨蝶呤作用缓慢，起效可能要花上几周的时间。治疗剂量的甲氨蝶呤是安全有效的。需要专科医生根据你的情况调整用药，达到最佳治疗效果、最小的不良反应。与牛奶和食物同时服用甲氨蝶呤可以减轻不良反应。

（一）不良反应

包括腹泻、头晕、脱发、口腔溃疡、恶心和呕吐、皮疹或瘙痒。

（二）预防措施

①不超剂量，在开始使用甲氨蝶呤之前，充分评估以往用药情况及是否饮酒，包括抗生素、哮喘药物或抗免疫的药物。

②避免接触感染人群，远离人员集中的场所。

③在未经医生同意的情况下，不要在服用此药时进行免疫接种。

警告！

甲氨蝶呤对婴儿有危害，在服用此药时，必须使用有效的节育方法。经专科医生评估后有计划怀孕。

七、环孢素

环孢素是一种被用于治疗免疫疾病的强效药物，包括类风湿关节炎、银屑病和 SLE。可能对身体产生许多影响，包括高血压、肾脏和肝脏问题。需要专科医生根据你的情况调整用药，达到最佳效果、最小的不良反应，定期门诊检查。

（一）不良反应

包括痤疮或油性皮肤，出血，牙龈肿胀，尿频，头痛，高血压，头发生长过快，肾脏问题，腿部痉挛，恶心，手掌颤抖。

（二）预防措施

①不超剂量。
②避免接触感染人群，远离人员集中的场所。
③定时门诊随访，监测血压、肾功能情况。
④做任何治疗之前，和照顾你的医生护士说明正在服用环孢素。
警告!
服用这种药物时，不要吃西柚或喝西柚汁，会因此增加体内环孢素的含量，从而引起不良反应的增加。

八、霉酚酸酯

霉酚酸酯是一种抑制免疫系统、抑制免疫反应治疗 SLE 的药物，尤其是当炎症威胁到体内器官如肾脏时，能起到良好的治疗效果，需要专科医生根据你的情况调整用药，达到最佳效果、最小的不良反应。

（一）不良反应

包括腹痛、便秘、腹泻、发烧、头痛、高血压、恶心、呼吸道感染、手脚肿胀和尿路感染。

（二）预防措施

①不超剂量。
②避免接触感染人群，远离人员集中的场所。

③做任何治疗之前，和照顾你的医生护士说明正在服用霉酚酸酯。

④怀孕期间不能服用。

九、来氟米特

来氟米特为一个具有抗增殖活性的异噁唑类免疫抑制剂，其作用机制主要是抑制二氢乳清酸脱氢酶的活性，从而影响活化淋巴细胞的嘧啶合成。需要专科医生根据你的情况调整用药，达到最佳效果、最小的不良反应。

（一）不良反应

包括脱发、血压升高、带状疱疹、转氨酶升高、腹泻/稀便、白细胞下降、皮疹、月经不调、心悸。

（二）预防措施

①不超剂量。

②避免接触感染人群，远离人员集中的场所。

③服药初始阶段应定期检查 ALT 和白细胞，检查间隔视病情而定。

④做任何治疗之前，和照顾你的医生护士说明正在服用霉酚酸酯。

⑤怀孕期间不能服用；准备生育的男性应考虑中断服药。

十、他克莫司

他克莫司是一强效的免疫抑制剂，抑制 T 细胞活化及 TH 辅助细胞依赖型 B 细胞的增殖作用。

（一）不良反应

包括感染、肾脏损害、血糖代谢异常、神经症状、心血管系统症状、电解质异常、腹泻、恶心等。

（二）预防措施

①不超剂量。

②避免接触感染人群，远离人员集中的场所。

③避免使用减毒活疫苗。

④做任何治疗之前，和照顾你的医生护士说明正在服用他克莫司。

⑤需要空腹服用。

十一、免疫球蛋白

免疫球蛋白是血浆中起抗体作用的蛋白质。可用于治疗狼疮血管炎或者肾脏器官受累。免疫球蛋白的静脉输注需要在医院的输液中心进行。

（一）不良反应

包括背痛、心跳过速、头痛、关节和肌肉疼痛、恶心和呕吐。

（二）预防措施

监测体温，输液后可能引起严重的头痛，持续 1 天或 2 天，可以请医生开一些止痛药，降低头痛。另外，如果有任何过敏反应的迹象，如瘙痒、荨麻疹、眼睛和面部肿胀、呼吸困难或喘息，请汇报医生或护士立即进行抗过敏治疗。

第九节　器官损害的自我监测

大部分患者可以与 SLE 和平共处，但是严重并发症仍旧会出现。患者应该警觉严重并发症的发生，及时就诊。早发现、早治疗，减轻对身体的损害。

一、肾脏疾病

大多数患者会有轻度肾脏疾病，部分患者则发展为严重肾脏疾病，甚至肾功能衰竭。

提示症状如下。

①脚踝、手和眼睛周围的肿胀。

②没有任何原因的疲乏感日益加重。

③夜尿增多。

二、心包炎或心肌炎

提示症状如下。

①胸痛。

②呼吸急促。

③发热。

三、动脉粥样硬化

动脉粥样硬化是动脉的内表面有胆固醇等脂质局部积聚，呈黄色粥样斑块状增厚，主要侵犯主动脉、冠状动脉、脑动脉、肾动脉和其他重要器官组织的供血动脉。最终会导致血管腔过分狭窄，局部供血不足或完全阻塞中断，或在局部形成血栓，使这些重要器官发生缺血缺氧、功能障碍甚至危及生命。

提示症状如下。

①胸闷不适，闷胀、压榨样胸痛，可辐射到左肩和左手臂，可持续 1 ～ 5 min，休息后缓解。

②持续休息也不能缓解的胸部压榨样疼痛。

③呼吸急促。

④持续的消化道症状。

⑤濒死感。

四、胸膜炎

提示症状如下。

①呼吸急促。

②深呼吸时胸痛。

五、中枢神经系统（CNS）疾病

中枢神经系统疾病包括各种问题，癫痫发作、记忆丧失、头痛、困惑、听觉和视觉改变、肌肉无力、抑郁和情绪障碍等。这些问题中有许多是由于使用药物或其他情况而引起的，因此往往很难明确辨别。

提示症状如下。

①癫痫发作。

②健忘、不安、迷糊。

③新的听力和视力问题。

④反常行为。

⑤情绪波动。

⑥昏迷。

⑦麻痹、无力。

⑧麻木感。

⑨中风的迹象，包括手臂、腿部、面部或身体一侧的无力或麻木；语言能力的改变；或严重的头痛。

六、抑郁

抑郁症使人感到无助、绝望或不知所措。他们会觉得每天都是没有意义、没有希望的。抑郁症可能是由 SLE 引起的，或者是其治疗药物引起的，尤其是糖皮质激素。

提示症状如下。

①抑郁情绪。

②明显的体重改变。

③睡眠改变。

④极度疲倦和活力丧失。

⑤无法集中注意力做决定。

⑥感觉超负荷，无法完成简单的任务，如个人卫生、家务劳动或照顾小孩。

⑦了无生趣。

⑧愤怒或烦躁。

⑨经常会有死亡和自杀的想法。

七、骨质疏松

骨质疏松是指单位体积骨量的减少，导致骨脆性增加。糖皮质激素治疗容易引起骨质疏松。

提示症状如下。

①腰背酸痛。

②活动困难。

③肢体抽搐。

④运动后疼痛和行走困难。

八、胰腺炎

胰腺广泛感染，必须立即治疗。

提示症状如下。

①腹部以下剧烈疼痛，辐射到背部。

②恶心和呕吐。

③发热。

九、急腹症

这是腹痛突然发作的情况，立即就诊。

提示症状如下。

①严重的腹痛，可以辐射到全腹部。

②恶心、呕吐、食欲减退。

③肠蠕动减少。

④便血或呕血。

十、视力问题

视力的改变可能是 SLE 本身，也可能是其治疗药物导致的。包括眼炎、青光眼、白内障、视野改变和泪道阻塞，极少会发展成失明。

提示症状如下。

①眼睑皮疹加重。

②分泌物增加。

③视物模糊。

④畏光。

⑤头痛。

⑥眼部溃疡、红眼。

⑦干眼症状。

⑧视野缺损。

第十节　防止复发

SLE 的治疗计划要明确具体，包括身体和情绪上的休息，积极抗感染治疗，良好的营养，避免日晒及紫外线的照射，长期服药来控制疾病、症状和其他问题。作为一名 SLE 患者，要做好疾病的自我管理：了解治疗计划，明确配合方法，自我管理疾病，控制疾病发展。

如前所述，SLE 是易复发的疾病，复发代表疾病活动或症状加重。许多因素都会引起复发，需要立即就诊，重新评估病情，并采取措施控制复发。

一、复发的警告信号

①疲乏感加重。

②发热。

③疼痛加重。

④皮疹的发展或恶化。

⑤SLE 新症状的发展。

⑥关节肿胀。

二、触发复发的原因

复发的通常原因如下。

①工作过度或休息不够。

②压力或情绪危机。

③暴露于阳光或其他紫外线下。

④感染：感冒及各种感染，如急性扁桃体炎、肺部感染、肠道感染都易诱发 SLE，并加重病情。

⑤手术或受伤。

⑥怀孕或产后。

⑦突然停药或者自行减量。

⑧西药常能引发或加重 SLE，甚或诱发药物性狼疮，如肼屈嗪、普蔡洛尔、氯丙嗪、丙基或甲基硫氧嘧啶、金制剂、$D-$青霉胺、苯妥英钠、异烟肼、链霉素、磺胺类等。

⑨某些中药成分，如苜蓿/草头（南苜蓿、紫云英）、补骨脂、独活、紫草、白蒺藜、白芷等能引起光敏感，导致复发。

⑩有的保健品对 SLE 患者非但无益反而有害，如人参、西洋参、绞股蓝及其复方制剂，因含人参皂苷，既能提高人体的细胞免疫功能，又能提高人体的体液免疫，使免疫复合物增多，从而可加重或诱发 SLE。

⑪雌激素可能与 SLE 发病相关，注意避免使用含雌激素的药品和食品，如紫河车（胎盘）、脐带、蜂王浆、蛤蟆油等。

三、健康 TIPS

①学会识别复发的警告信号，立即就诊。

②保持身体健康，定期复诊，定期安排体检或血、尿液指标检查。

③保证足够的睡眠和休息。

④控制你的压力源，寻找压力应对措施，有效的沟通交流能减缓压力。

⑤进行锻炼，帮助保持身体健康和减轻压力。

⑥合理膳食。

⑦减少暴露于阳光及其他来源的紫外线（如荧光灯或卤素灯）下。

⑧任何损伤，疾病，感染等情况须及时就诊处理。

⑨ SLE 未控制前，不能进行任何手术或者治疗。

⑩在专业医生指导下进行妊娠和生育管理。

⑪服用任何药物之前，需得到专业医生的指导。

⑫在使用皮肤或头部的产品（染发剂、护肤品等）时要谨慎。用前做过敏测试：将少量的制剂放在前臂内侧或耳朵后部，如出现红肿、皮疹隆起区、瘙痒或疼痛，切勿使用该制剂。

⑬其他医生开具的某些处方药可能引发复发，需经你的专科医生确认后使用。

⑭在接受任何免疫接种前，一定要咨询专科医生。常规的免疫接种，包括流感和肺炎免疫，是维持你健康的一个重要部分，需医生评估使用。

第十一节　SLE 与性

SLE 引起的持续疼痛、疲乏使人难以完成需生理及情感全情投入的性活动。此外，治疗 SLE 的药物会引起性方面的问题，一些药物会降低性冲动，另外一些则可能降低性趣或者使人难以达到性高潮。部分 SLE 患者伴有雷诺现象，暴露于寒冷环境引起手指和脚趾的小血管痉挛而导致发白、发紫、麻木或疼痛。在性交过程中，生殖器部位的血流量增加，身体其他部位包括手指的血流量减少，会引发 SLE 患者的雷诺现象，引起肢体末梢的麻木、疼痛。

其他问题也会影响性活动，如口腔和生殖器疼痛、阴道干燥和霉菌感染，你也可能会因为难以处理的皮疹问题而觉得性吸引力下降。

一种情况是伴侣可能不理解你欲望的变化或你自觉没有吸引力的事实及你正

在经历的生理上的问题，他或她认为你不再被她或他所吸引；另一种情况，当你的伴侣感知到了你的需求，但是因为害怕伤害你或者在性接触中给你带来更多的痛苦，你又可能会觉得伴侣在躲避你。

在中国传统观念的影响下，性问题都是难以启齿的。不管怎样，公开、诚实地与伴侣谈论影响你们之间关系的问题是非常重要的。如果你们不能自行解决问题，可以从你的医生、护士，或有经验的顾问及病友那里寻求帮助。

自我护理 TIPS 如下。

①对自己的健康状况保持清晰的认知，维系你和伴侣之间性关系能够起到重要的作用，对你的健康有益。

②如果服用一种新的药物治疗后性欲发生了变化，请告诉你的医生或护士。

③如果有需要的话，你可以要求医生开具止痛或消炎药以备使用。

④在性活动前洗个热水澡或小睡一会儿是有益的。

⑤雷诺氏症患者，在性生活前洗个热水澡，可以增加手指和脚趾的血流量，提高卧室或寝具的温度也会有所帮助。

⑥如果你有阴道干燥，在性行为中使用润滑剂。

⑦如果你有霉菌感染，请门诊检查并使用处方药物控制感染。

⑧如果某些身体问题使性活动变得困难，不要害怕与你的伴侣一起探索其他方法来获得共同的快感和满足感。

第十二节　妊娠与生育

SLE 多发于育龄期妇女，在恰当的医疗护理下，孕育健康的宝宝不再是遥不可及的。但是，普遍认为，SLE 患者的生育需要专科医生全程参与、进行风险控制，提供特殊护理。

一、计划怀孕

①做好充分的准备孕育计划，包括你和你的配偶或家庭取得对怀孕的一致性

意见，专科医生确认病情控制后方可备孕。

②在专科医生帮助下，选择合适的备孕时机。

③无重要脏器受累；病情稳定至少半年、最好 1 年以上；泼尼松用量每日小于 10 mg，且免疫抑制剂（如 CTX、甲氨蝶呤、雷公藤等）停用半年以上；肾功能稳定 [血清肌酐正常范围或估测的肾小球滤过率 > 60 mL/（min·1.73 m^2）、24 h 尿蛋白小于 0.5 g/d]；原有抗心磷脂抗体阳性者，最好抗心磷脂抗体转阴 3 个月以上再怀孕，以减少流产的发生。

④选择合适的产科医生及医院。

⑤做好经济上的准备及照护人力上的准备。

二、婴儿出生后（产后时期）

①在产后 SLE 患者同样有一个身体和情绪上的恢复过程，确保在专业人员的照护下顺利度过产褥期。

②使用小剂量激素的患者尽量尝试母乳喂养这种理想的、低成本的方式，但是母乳喂养可能会存在障碍。例如，早产儿不能充分吸吮，可以先用管子滴喂，再用奶瓶喂养，并补充母乳。注意服用的药物可能会经过母乳排泄，给婴儿带来影响，必要时选择人工喂养。

③对 SLE 患者来说，生育是高风险事件，避孕是非常有必要的。向你的专科医生咨询合适的避孕方式，一般来说宫内节育器是比较安全的避孕方式。

三、健康 TIPS

①控制病情后方可备孕，孕育过程需主治医生和产科医生参与。

②足够的休息，保证夜间睡眠和午睡时间。

③合理、均衡饮食，避免体重增长过快，可让专业营养师帮助调整营养状况。

④遵医嘱服用药物，避免禁忌药物。

⑤禁烟，禁酒或含酒精的饮料。

⑥注意身体变化及病情症状变化。

⑦学习母婴保健知识，满足所需。

第十三节　心理调适

　　SLE 这种慢性病对任何人来说都是巨大的心理冲击，面对疾病现实，每人的心理反应各不一样，心理变化通常经历否认期、愤怒期、抑郁期、接受期等几个阶段的变化，患者表现为伤心、哭泣、愤怒、少言寡语等性格和行为的变化。心理负性情绪的累积导致心身疾病发生。对于这种改变，部分患者察觉到并能够进行自我调节，而部分患者却缺乏自知力。心身疾病能影响疾病的进程及预后，常见的 SLE 患者的心理行为改变如下。

一、疑似焦虑发作的心理行为改变

①紧张、害怕、惊恐发作。

②不幸预感。

③手足颤抖。

④无法解释的疼痛感。

⑤乏力。

⑥静坐不能。

⑦心悸、头晕、晕厥感和呼吸困难。

⑧消化不良。

⑨尿频。

⑩多汗、面部潮红。

⑪睡眠障碍。

⑫思维缓慢、犹豫不决、难以决断。

二、疑似抑郁发作的心理行为改变

①忧郁。

②易哭。

③睡眠障碍。

④食欲减退。

⑤体重减轻。

⑥心悸。

⑦易倦。

⑧能力减退。

⑨绝望。

⑩易激惹。

⑪兴趣丧失。

三、健康 TIPS

① SLE 患者心理改变比较常见，部分是疾病自身表现，部分是疾病带来的心理效应。

②当你察觉到心理变化异于往常，适当进行心理测验，可行焦虑或抑郁的自评。

③自我心理调适方法：坚持合理的运动，采用静坐、冥想、深呼吸、听喜欢的音乐曲目、正念减压疗法、放松训练、瑜伽休息术舒缓抑郁情绪，放松身心，增强爱与归属感，提高治疗信心。充分调动一切积极因素，实现态度的积极化，为战胜疾病树立强大的自信和勇气。

④必要时咨询心理专科医生。

四、心理调适的方法

1. 抑郁自评量表（SDS）

参阅第七章。

待自评结束后，把 20 项目中的各项分数相加，即得到总粗分，然后通过公式转换：$Y=\text{lnt}(1.25X)$。即用粗分乘以 1.25 后，取其整数部分，就得到标准分（index score，Y）。也可通过查询换算表（表 11-16）获取标准分，这样更方便。

表 11-16　粗分、标准分换算

粗分	标准分	粗分	标准分	粗分	标准分
20	25	41	51	62	78
21	26	42	53	63	79
22	28	43	54	64	80
23	29	44	55	65	81
24	30	45	56	66	83
25	31	46	58	67	84
26	33	47	59	68	85
27	34	48	60	69	86
28	35	49	61	70	88
29	36	50	63	71	89
30	38	51	64	72	90
31	39	52	65	73	91
32	40	53	66	74	92
33	41	54	68	75	94
34	43	55	69	76	95
35	44	56	70	77	96
36	45	57	71	78	98
37	46	58	73	79	99
38	48	59	74	80	100
39	49	60	75		
40	50	61	76		

　　量表协作组曾对我国正常人群 1340 例进行 SDS 评定,其中男 705 例、女 635 例。评定结果总粗分(33.46±8.55)分,标准分为(41.88±10.57)分,性别和年龄对 SDS 影响不大。按中国常模结果,SDS 总粗分的分界值为 41 分,标准分为 53 分。与国外的 40 分和 50 分甚为接近。

　　2. 焦虑自评量表(SAS)

　　参阅第七章。

SAS 的主要统计指标为总分。在自评者评定结束后，将 20 个项目的各得分相加，即得总粗分，经过换算成标准分。换算方法同 SDS。

量表协作组对中国正常人群 158 例研究结果，正评题 15 项均值（1.29±0.98）分；反向 5 项均值（2.08±1.71）分，20 项总粗分均值（29.78±10.07）分，总粗分的正常上限为 40 分、标准总分为 50 分，略高于国外的 30 分和 38 分。

3. 正念减压疗法

正念减压疗法（Mindfulness-based stress reduction，MBSR）是以正念为基础的一种心理行为治疗技术，强调关注当下与不作评判，通过正念训练提高身心调节能力，从而减轻个体压力。MBS 已被证实能够改善慢性病患者的负性情绪及睡眠质量。每个患者均接受为期 7 周的集中训练，具体方法如下。

第一周：MBSR 理论学习。向患者讲解 MBSR 的理念、核心原则、方法及意义，并发放相关宣传资料，观看相关训练视频，鼓励患者提出问题，予以针对性解答，加深患者对 MBSR 的理解。征求相同时间段内患者的意见，固定每周某一天下午集中进行室内正念训练。

第二周：进行正念呼吸训练。指导患者取端正坐姿，闭上双眼，同时播放舒缓的背景音乐，引导患者放松身体，集中注意力，用心感知自己的一呼一吸过程，感受呼吸过程中身体当下的变化，接纳当下的情绪改变而无须控制。

第三周：进行正念饮食训练。引导患者进行葡萄干练习。每名患者发放 1 粒洗净的葡萄干，引导其依次从视觉、嗅觉、味觉的角度，体验这粒葡萄干的色、形、味，接纳当下自身的情绪改变而无须控制。

第四周：进行正念身体扫描。指导患者取舒适自然的坐姿或卧姿，同时配合舒缓的背景音乐，引导患者由下至上依次感受身体的各个部位，由足部开始逐渐向上直至头发根结束，将意识集中于每一个部位并逐渐放松，用心观察和体会每一个部位，若有特殊的心理感受可暂停并仔细体会，直至感受消失。

第五周：进行正念冥想训练。指导患者取舒适坐姿，在舒缓的背景音乐下，引导患者闭上双眼，感受自己当下脑海中的情绪和想法，体验这些情绪及想法产生、消失的过程，关注当下的心理体验，即使是不良情绪也无须压抑，不批判、不评价，让情绪自然释放。

第六周：进行正念步行训练。指导患者步行，引导其将注意力集中于足部，对足部抬起、移动、落下的每一个动作进行细致体验和观察，感受足部落地的感觉，以及这种感觉产生及消失的过程。

第七周：进行巩固训练。完整的 MBSR 学习结束后，指导患者进行巩固训练，直至患者能够掌握训练方法。

1～7 周，患者每周集中训练 1 次，每次 60 min 左右，训练完毕要求患者回家体会训练内容。自第八周开始，患者每周可任意选择其中 3 项训练方法进行练习，每周选择 5 d 进行练习，2 次 /d，20 min/ 次。鼓励患者将正念训练方法融合于日常生活中。

MBSR 源于东方禅宗思维，通过有目的地引导被训练者对自身个体注意力及专注性进行自我训练，可提高大脑的警觉性，提升注意力及认知水平，可有效缓解个体应激反应，提高积极应对能力，缓解焦虑、抑郁状态，引导患者关注当下心理体验，培养不分析、不评判的觉知状态，使患者逐渐提高自我控制能力，有助于缓解身心压力。此外，训练时患者处于全身放松状态，也有助于缓解患者的心理负担。MBSR 能够使患者身体处于放松状态，缓解心理压力，提高睡眠质量。

4. 放松训练

保持治疗室环境安静，选用神经调节治疗音乐磁带（中华医学音像出版社出版），以中国古典音乐、柔和轻松的民歌音乐为主，配合顺序肌肉收缩松弛法，每天 30 min 仰卧于床上，四肢并拢，在指导语的引导下跟随录音带的节奏从头到脚进行训练，先收缩肌肉，用力保持 7～10 s，体会收缩时的感觉，然后迅速放松，保持 10～15 s，进行放松后的舒适体验。每个步骤做 2 遍。每天早、晚按照训练的程序自行练习，以便巩固疗效。具体步骤如下。

①双眼紧闭，再紧闭，迅速睁开，重复 1 遍。

②双眼睁大，眉上挑，用力睁眼，再用力后闭眼放松。

③上下牙咬紧，再咬紧，放松。

④头后仰，用力，再用力，放松。

⑤先右上肢，攥紧右手，再攥紧，后放松，同法行左上肢训练。

⑥双肩抬起，再抬起，接近耳垂后放松。

⑦两臂后张，使胸部隆起，再隆起，迅速放松；两臂胸前紧抱，再紧抱，放松。

⑧用力收腹，用力，再用力，放松。

⑨臀部肌肉绷紧，再绷紧，放松。

⑩绷紧左、右下肢大腿和小腿的肌肉，再绷紧，放松。

⑪双脚尖向下压，用力，再用力，放松。

⑫双指尖上翘，用力，再用力，放松。

⑬慢慢睁开双眼，活动四肢。

综上所述，疾病过程中需要以下各方面积极的心理干预。

①心理疏导，建立和谐医患及家庭关系，提高战胜疾病的信心，消除负面情绪。提高疾病认知度，积极配合治疗。

②鼓励参加社会活动，逐步扩大交友圈，从与熟悉的朋友正常交流逐渐做到与陌生人正常交流，不要畏惧别人的眼光与议论。日本的日野原重明先生曾经在《活好》这本书中写道："活出真实的自己：第一，不在于身外之物；第二，不被他人评价所左右；第三，顺其自然，不要勉强。"

③培养良好生活习惯：纠正不良生活习惯，保持心情舒畅，合理安排生活与工作。积极参加娱乐活动，如听音乐、看书、织毛衣、练习书法、适当体育锻炼等，分散对疾病的注意力，保持良好的心境。

④家庭及社会支持：家庭及社会支持可有效增加患者被爱的感觉，增强治疗信心。

支持主要是指来自家庭、亲友和社会各方面情绪和物质上的帮助和援助，社会支持可分为两大类，一类为客观的、可见的或实际的支持，如物质上的直接援助、社会团体的存在等；另一类是主观的、体验到的情感支持，指个体在社会中受尊重、被支持、理解的情感体验和满意程度，与个体的主观感受密切相关。家属对患者的支持、理解、尊重，可改善患者心理健康水平。亲友来访，特别是一级亲属的关爱，协助共同完成心理干预的内容。鼓励家属了解疾病知识，了解患者可能产生的情绪、形象的变化。

第十四节　中医疗护

中医在治疗 SLE 具有不可忽视的作用，而中医很重要的一环就是煎煮中药，正确的煎煮中药是提高药物疗效的重要环节，如何正确煎煮中药呢？

1. 适宜器具

可用于煎煮中药的容器有砂锅、紫砂药壶、陶罐、搪瓷器皿、不锈钢器皿、玻璃器皿等；忌用铁、钢、锡等金属类容器。

2. 浸泡

经过一定时间的浸泡可使药物的有效成分更好地析出。一般浸泡时间以 30 min 为宜。

3. 水量

在药物煎煮时加水量的多少决定药物有效成分析出。水量以高出浸泡好的中药 3～5 cm 为佳。

4. 煎煮方法

一般药物先用武火将药液煮沸后再用文火煎熬。煎药次数以 2 次为佳。解表药、清热药、芳香药不可久煎；滋补药可久煎；介质类、矿物质类药物煎煮时间过短时其有效成分不易析出，如磁石、龙齿、龟甲、鳖甲、生石膏等应先煎、久煎；有毒的药物，如川乌、草乌、附子需先煎、久煎；易挥发气味的芳香药物，如砂仁等应后下；带有绒毛等可刺激咽喉部的药物，如旋覆花、辛夷等药物宜包煎；粉状药物，如蒲黄、海金沙等宜包煎；胶状物的药物，如阿胶、龟胶、鹿角胶等需进行烊化。

一套有效的中药煎煮方法，可以直接影响患者的临床疗效。建议患者积极掌握有效的煎煮方法，以便更好地析出药物的有效成分，从而提高患者的疗效。